# 不被癌細胞突襲的

# 200 種

# 飲食對策

## 天然食材驚人活用術
### 謝英彪教授教你排毒活血、防癌抗癌
### 全面提升免疫力

# 推薦序

　　依據衛生福利部近年來之國人死因統計結果，癌症（惡性腫瘤）一直是排列第一（約占所有死亡人數之 28%）。而在 10 大癌症死亡率依序為 (1) 肺癌、(2) 肝癌、(3) 大腸癌、(4) 乳癌、(5) 口腔癌、(6) 前列腺癌、(7) 胃癌、(8) 胰臟癌、(9) 食道癌及 (10) 子宮頸癌等，因此一般人常有聞癌色變之感覺，當自身被判定罹癌，或家人中有人罹癌時，常有不知所措、驚慌的困擾。

　　本書作者南京中醫藥大學謝英彪教授以 50 年行醫之經驗，撰寫「不被癌細胞突襲的 200 種飲食對策」一書，以通俗的口氣介紹癌症。癌症西醫之主要療法包括外科療法、化學療法及放射療法等。對治療期間之副作用包括掉頭髮、無食慾、噁心、嘔吐、腹瀉、便祕、白血球下降、津傷口渴、局部乾燥、嚴重貧血、免疫力下降、胸悶、咳嗽、吞嚥困難等都加以說明。另，書中對一般癌症患者與家屬最關心、常問到的 15 種問題，包括該看西醫還是中醫、化療掉頭髮還能生出來嗎、會不會有遺傳等，也都加以介紹，使讀者對癌症有正確之認識。

　　除西醫療法外，謝教授大力提倡食療，以食補代替藥補，本書介紹 47 種抗癌天然食材及常用 19 種抗癌中藥，每種食材及中藥也都附有 2~3 種食療法，也提供 110 多項抗癌實證供參考，使癌症患者有抗癌的決心。

　　書中介紹的食材，包括地瓜、花椰菜、高麗菜、洋蔥、大蒜、海藻、黑木耳、蘆筍、奇異果、菱角、猴頭菇、胡蘿蔔、大白菜、菠菜、蕈菜、蒟蒻、茶葉、杏仁、茄子、蘿蔔、草莓、山楂、香菇、番茄、薑、苦瓜、辣椒、泥鰍、葵花子、韭菜、烏梅、橄欖、薏仁、白木耳

等，都是唾手可得之天然食材，比起昂貴之西藥治療藥物相比，具有獨特之防癌抗癌效果，也能緩解西藥治療出現之不良反應，簡易食用，又搭配食譜，使患者透過食療，擊退癌細胞而不擔心副作用。

除食材外，本書也介紹 19 種常用抗癌之中藥，包括靈芝、人參、魚腥草、金銀花、西洋參、蘆薈、半枝蓮、茯苓、當歸、黃耆、冬蟲夏草、地黃、丹參、枸杞、柴胡、五味子、黃芩等中藥，也可與上述食材共同搭配使用。

本書介紹之抗癌食材及中藥除對已罹患癌症之患者有緩解之幫助，對一般健康人食用，也有一定預防癌症之效果。本書作者也建議，對已罹癌之親人，家人應多陪伴其積極活動，更要營造和諧溫馨的家庭氣氛，心理調節與健康膳食相輔相成，使罹癌親人能遠離癌症的恐懼。

閱讀全書初稿後，發現本書圖文並茂、內容豐富、印刷精美，以個人過去擔任中國醫藥大學附設醫院中藥局主任近十餘年，也擔任學校中藥研究所所長多年，近三十餘年之中藥教學研究及臨床經驗，本書確為一本通俗、極有實用價值之抗癌保健書籍，且本書選用通俗之食材及中藥，適合推廣於一般民眾，值得廣為推薦，與大家分享。

中國醫藥大學
中國藥學暨中藥資源學系　教授
附設醫院中藥局　顧問

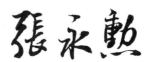

# 前言

癌細胞就是死亡的訊號？

治癒癌症只是奢望？

同樣患了癌症，為什麼有人抗癌成功，有人功虧一簣？

如果不是有人罹患癌症，你根本想不到生命如此殘酷；如果不是親人抗癌成功，你根本想不到生命會有奇蹟！謝教授用 50 年的臨床經驗，仔細分析癌症發病、治療的可靠規律，刷新你的「癌症觀」：人人都有癌細胞，癌症是生活方式不當引發的慢性病，癌症的治癒不是奢望。66 種天然食材擁有 110 多項抗癌實證，幫助你堅定抗癌的決心。只要你以頑強的精神及科學的態度與癌細胞對抗，生命擁有的巨大潛能可以讓醫學奉為奇蹟！

唾手可得的天然食材，與昂貴的治療藥物相比，獨有防癌抗癌功效。食療方能緩解西醫治療出現的不良反應，簡易實用、精心搭配的食譜，幫你吃退癌細胞而不憂心副作用。一日三餐、餐間點心、果汁茶飲，全方位準備，為患者調養身體、提升免疫力。進食、調養、活動，每一個環節都有專業醫生的答疑解惑，全家人共同打造身心健康好狀態，遠離癌症的威脅！

如果親人已被癌細胞「偷襲」得逞，家人除了陪伴其積極治療，更要營造和諧溫馨的精神家園。心理調節與健康膳食相輔相成，在與癌細胞的拔河中，把希望拉向你親愛的人。疾病有多殘酷，生命就有多堅強！

# 目錄

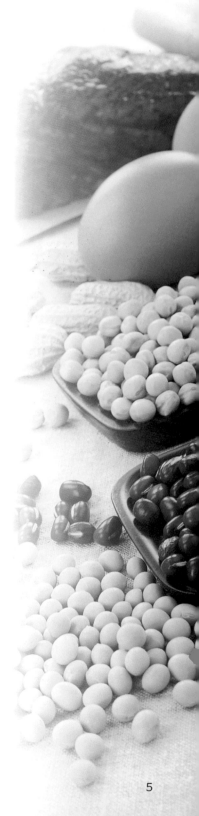

# PART 3　天然食材讓癌不上身　41

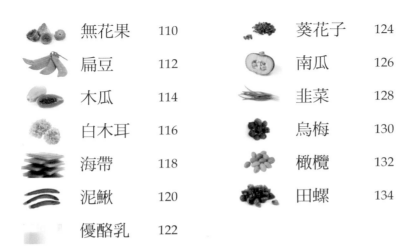

# PART 4　中藥材讓癌不靠近　137

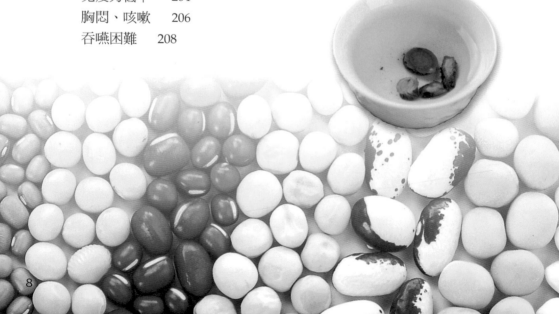

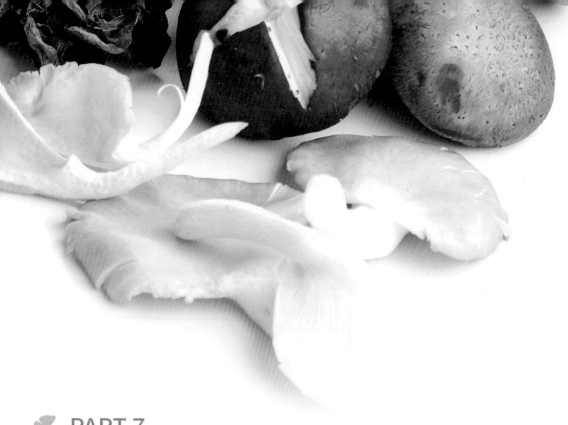

# 常見癌症的預防與早期症狀

## 肝癌

### 早期症狀

全身倦怠乏力並伴有消化道症狀，食慾減退，上腹飽脹，噁心嘔吐。

肝區出現持續性悶脹、鈍痛或刺痛，疼痛可放射至肩背部，夜間明顯。

### 預防措施

戒煙少酒，不吃發霉變質食物，預防 B 肝病毒的感染。

多吃高麗菜、白蘿蔔等蔬菜，適量食用枸杞、五味子等養肝的食材。

## 腦瘤

### 早期症狀

頭部出現搏動性疼痛，早晨醒來時特別明顯，白天逐漸減輕。若原因不明的頭痛持續 1 週以上，應及早就醫。

時常出現一時性的黑矇，或短暫的視覺喪失。隨病情加重將出現進行性視力減退。部分患者可能出現複視和視野缺損。

育齡期女性非妊娠的閉經和泌乳，是腦下垂體腫瘤的初期症狀。若為男性則表現為陽痿、脫毛等女性化徵兆。肢端肥大也是腦下垂體腫瘤特有的徵象。

若無中耳炎和外傷病史，出現進行性單側聽力減退，可能是腦瘤壓迫腦神經所致。

### 預防措施

避免接觸化學致癌物質；萬一若發生腦外傷應及時治癒。

## 口腔癌

### 早期症狀

久久不癒的口腔潰瘍，口腔出現特殊的白斑或紅斑。

扁平苔蘚（Lichen planus）是口腔黏膜常見的慢性疾病，尤其是潰瘍型及萎縮型扁平苔蘚，若久不癒，應警惕癌變的可能。

### 預防措施

戒煙戒酒，預防口腔口斑。

注意口腔衛生，不吃太燙的食物。

經常食用番茄、奇異果等維生素含量高的食物。

## 鼻咽癌

### 早期症狀

晨起抽吸鼻涕時，痰涕中帶血，這是早期鼻咽癌的特徵。

出現單側鼻塞，並且呈現持續性加重。

出現單側性耳鳴、耳聾，並且伴有耳堵、耳背、耳鳴及聽力下降。

不明原因的偏頭痛，以太陽穴為重，夜間更加明顯。

### 預防措施

戒煙，少喝酒；不吃或盡量少吃醃肉、醃魚。

注意個人衛生，防止病毒感染。

適量增加胡蘿蔔、高麗菜、草莓等富含胡蘿蔔素食物的攝取量。

## 肺癌

### 早期症狀

久治不癒的咳嗽，痰中帶血，並且伴有咯血和胸部隱痛。

胸痛間歇性發作，而且疼痛部位不固定。

肺炎或支氣管炎反復發作。

### 預防措施

戒煙和避免被動吸菸。

少接觸、少吸入有致癌作用的物質。

及時治療肺部炎症。

吸菸者應多吃蘆筍、花椰菜、高麗菜等抗癌食物。

## 食道癌

### 早期症狀

進食後出現哽咽感，咽部緊縮感，食道內有異物感，食物透過緩慢並有滯留感。吞嚥食物時，胸骨部位出現不明原因的疼痛。

### 預防措施

不吃或少吃含硝酸鹽的食物，如酸菜、泡菜、鹹菜或臘腸等等。

不暴飲暴食，不吃過於粗糙或太燙的食物，不吃霉變的食物。

及時治療慢性食道炎。

戒煙限酒，經常食用猴頭菇、蓴菜、刀豆等抗癌食物。

## 胃癌

### 早期症狀

上腹部脹滿不適，食慾下降；上腹部隱痛。

胃潰瘍疼痛規律改變；萎縮性胃炎症狀加重，藥物治療不能緩解。

不明原因的疲倦、消瘦、貧血及黑便。

### 預防措施

少吃醃菜、酸菜及煙熏油炸食物，不吃霉爛變質食物及過鹹的食物。

經常食用富含維生素 C 的食物，以阻斷亞硝胺的合成。

戒煙少酒，適當補充牛奶等乳製品，以及山楂等健胃消食的食物。

## 大腸癌

### 早期症狀

便血是大腸癌最常見的首要症狀，如大腸癌 90％ 都有血便。

大便習慣改變，多數患者表現為大便持續增多，不成形或稀溏。

腹部隱痛不適，多為持續性的腹脹、腹痛。

### 預防措施

注重飲食的均衡，脂肪要適量，多吃含膳食纖維的食物，如地瓜、花椰菜等。

增加活動量，盡量做到「能站不坐，能走不乘」。

多飲水，每日飲水量應在 1,500 毫升以上，以促進有害代謝物的排泄，並養成定時排大便的習慣，防止便祕。

積極治療大腸的癌前病變及潰瘍性結腸炎。

# 胰腺癌

## 早期症狀

上腹部疼痛並會向腰背部放射。

食慾缺乏及消化不良。

進行性加重的無痛性黃疸。

## 預防措施

均衡的飲食，葷素搭配，精粗並進。

戒煙少酒，及時治療糖尿病和慢性胰腺炎。

多吃蔬菜、水果，如番茄、薺菜等抗癌食物。

# 膀胱癌

## 早期症狀

無痛性和間歇性血尿是膀胱癌的主要症狀，並有突發突止，反復出現的特點。

出現泌尿系統刺激症狀、尿頻、尿急、尿痛。

排尿困難或突然中斷，常見於膀胱出口處的腫瘤。

## 預防措施

戒煙忌酒。

經常食用菱角、蘆筍等清熱利尿的抗癌食物。

## 子宮頸癌

### 早期症狀

　　接觸性出血。初期往往表現為性交、排便、活動或婦科檢查後，陰道不規則性出血。

　　陰道分泌物異常。白帶增多和顏色、氣味的改變。

　　陰道白斑。陰道表面發生白色斑點，呈不規則的扁平白色閃光區域，大小不等。在白色斑點下面可能潛伏著癌症腫塊。

### 預防措施

　　過有節制的性生活，並且定期進行婦科檢查，及時治療慢性子宮頸炎和子宮頸糜爛等病症。

　　均衡飲食，加強營養，多進食花椰菜、高麗菜等含有吲哚的抗癌食物。

## 甲狀腺癌

### 早期症狀

　　頸前發現小而硬的結節，應高度警惕。

　　頸前腫塊進行性增大。

### 預防措施

　　戒酒。

　　盡量避免放射性照射。

　　吃含碘的鹽，經常食用海帶、海藻等含碘豐富的抗癌食物。

# 惡性淋巴癌

## 早期症狀

表淺淋巴結腫大。經常表現為頸部、腋下及鼠蹊部淋巴結腫大。50％以上的患者早期出現此症狀。

全身乏力，並且伴有發熱、盜汗、消瘦等症狀。

腹痛、腹部包塊。20％的患者出現腹痛和腹部腫塊，腫塊多為腸系膜淋巴結炎所致。

## 預防措施

注意個人衛生，防止感染。

加強營養，鍛鍊身體，增強身體免疫力。

慎用免疫抑制劑。

# 白血病（血癌）

## 早期症狀

原因不明的長期發燒。體溫可達 38 ～ 39℃，這種發燒是由於血中成熟顆粒球減少，免疫功能下降合併感染所致。

出血傾向。皮膚、黏膜、消化道等出血，常引起貧血。

胸骨出現不明原因的壓痛感，而且持續存在。

## 預防措施

不吃或盡量少吃熏、烤、煎、炸的食物。

加強營養，積極鍛鍊，保持心情舒暢，增強免疫能力。

適量食用木瓜、無花果、白木耳等防癌抗癌食物。

# 乳癌

## 早期症狀

乳房腫塊。據統計 95 ％以上的乳癌患者均有乳腺腫塊出現，若發現無痛性乳房腫塊，應立即就診檢查。

乳頭溢液。非哺乳期的女性突然出現單側乳頭溢液，呈乳液狀、漿液狀、水狀或血性，尤其是血性液體時要高度警惕乳癌的可能。

## 預防措施

乳房的自我檢查是重要的預防措施之一。從防癌角度而言，女性應在 30 歲以前生育、哺乳，有助於預防乳癌的發生。保持均衡的飲食，不要攝取過多的高脂肪、高熱能食物，保持正常體重，防止肥胖。經常食用花椰菜等含吲哚的食物，尤其應多吃些海帶等含碘的海產品。

# 皮膚癌

## 早期症狀

皮膚出現紅斑狀或丘疹性皮損，表面常伴有鱗形脫屑，進而出現發亮、半透明的丘疹性小結節，表面有滲血並伴有微血管擴張，又或是斑點內有黑色、彼此融合的小點。

## 預防措施

避免長期接觸有害的化學物品，防止長時間的皮膚暴晒，室外工作者要塗防晒用品、以衣服遮擋等方式保護皮膚。多吃含維生素 C 和維生素 E 的食物有助於抵抗日晒，茶葉中的多酚也能抑制自由基的活性，預防皮膚癌。

## 惡性黑色素瘤

### 早期症狀

痣的生長速度突然加快，短期內明顯增大，顏色明顯加深，痣原來長有的毛突然脫落。

痣表面糜爛、破潰、出血或有疼痛，邊緣出現不規則缺口或紅暈。

痣表面由平坦變為凸起。凸起周圍出現微小、如同衛星的色素斑。

### 預防措施

身體各部位的痣如出現異常情況，應高度重視，及時就診，將檢體送檢觀察是否癌變。對身體任何部位的黑痣都不要搔抓、擠壓、去除等。避免陽光長時間直接照射。

## 腎臟癌

### 早期症狀

出現腰部腫塊，並伴有疼痛感。

無痛性間歇發作的血尿症狀。

體重突然減輕，並且伴有發燒、貧血、消瘦、肝功能異常。

有些患者還會出現骨痛、骨折、咳嗽、咯血等症狀。

### 預防措施

戒煙，少吃大魚大肉、油炸食品，積極控制體重。

腎結石患者，身體分泌代謝異常者要經常做好自我檢查，並按時到醫院體檢。

# 攝護腺癌

## 早期症狀

攝護腺腺體逐漸增大，壓迫尿道，將引起排尿困難，出現尿頻、尿急、夜尿增多、甚至尿失禁。

腫瘤壓迫直腸將引起大便困難或腸梗阻，也會壓迫輸精管引起性功能障礙，壓迫神經引起會陰部疼痛，並可能向坐骨神經放射。

## 預防措施

適當降低高脂肪、高膽固醇食品的攝取，多吃含有維生素E、硒、木聚醣類、異黃酮的食品。多晒太陽可以增加維生素D，維生素 D 是攝護腺的保護因子。

# 睪丸癌

## 早期症狀

睪丸腫大，而且形狀不均勻，有時很不規則，生有腫瘤的一側睪丸腫大得格外明顯。用手觸摸睪丸，質地很堅硬，但觸摸時並無疼痛。睪丸腫瘤生長到一定程度，睪丸的重量會驟增，患者會有沉重的下墜感，甚至影響行走。

## 預防措施

適當遠離有輻射的電器。

在生活中要合理發洩情緒、不壓抑、善於積極思考問題。

隱睪症患者，即使施行過手術治療，但有時仍可因睪丸受損或發育不全，還有惡化成睪丸腫瘤的可能，要格外留意，並做好相關檢查。

# 不被癌細胞突襲的 200 種飲食對策

# PART 1

# 癌症只是慢性病

# 所有人身體裡都有癌細胞

人體彷彿一個個細胞組成的社區。在這個社區裡，每個細胞按部就班，知道何時該生長分裂，也知道怎樣和別的細胞結合，形成組織和器官。

癌細胞和正常細胞的不同之處在於，**癌細胞的生長，不服從周圍細胞和身體的管理，而且會破壞周圍的組織以至於整個人體。**

在人體內，既有原癌基因，又有抑癌基因。原癌基因主管細胞分裂、增殖，人的生長需要它。為了防止細胞生長增殖偏離正軌，人體裡還有牽制原癌基因的抑癌基因。

一般情況下，原癌基因和抑癌基因維持著平衡，所以儘管人人都有癌細胞，但不一定會罹患癌症。日本有一對孿生姐妹 —— 金婆婆和銀婆婆（きんさんぎんさん），金婆婆在 2000 年以 107 歲高齡辭世，銀婆婆在 2001 年以 108 歲高齡辭世。兩人去世後，醫生發現她們體內竟存在著多種癌細胞，而她們生前並未有任何症狀，也沒有接受相關治療，兩人卻一直保持著令人羨慕的健康身姿。

諾貝爾生理學獎得主貝奈特（Sir Frank Macfarlane Burnet, 1899.9.3 - 1985.8.31）研究認為：**正常人每日產生大約 10 萬個癌細胞，可是一般人的免疫系統都能有效地將這些癌細胞予以破壞。**因為我們還無法澈底破解癌細胞的生長程序，所以還不能澈底掃除癌症。

# 其實，可以與癌細胞和平共處

　　癌細胞擅長七十二變，美國安德森癌症研究中心（UTMDA）生物學部研究人員指出，癌細胞的特點就是其遺傳的不穩定性。癌細胞的 DNA 不同於正常細胞的 DNA。

　　正常細胞分裂時，其遺傳訊息被完美無缺地複製到下一代細胞；狡詐的癌細胞分裂時，複製到後代的遺傳訊息卻會改變。而遺傳訊息的細微變化會直接導致細胞行為的顯著變化。

　　對付癌細胞，我們通常希望將其斬盡殺絕。但觀看人類與癌細胞抗爭的歷史可以知道：這不現實。「毀滅」或「獵殺」癌細胞的想法很容易讓人誤入治療的歧途，其代價是在征服癌細胞的同時重創了已經負重纍纍的免疫系統，最終把人推向更危險的境地。

　　科學研究表明，人體內蘊藏著巨大的抗癌能力，若發揮得當，它的抗癌能力將高出平時數十倍。更何況從內部調節人體的免疫平衡沒有任何副作用。這樣我們就不必犧牲正常細胞來對癌細胞斬盡殺絕。所以在與癌細胞抗爭的路上，我們得學會忍耐它的跋扈、殘忍，嘗試與它和平共處，以保全人體自身的免疫系統為目標。

# 癌症自癒並非奢望

美國癌症研究協會（AACR）2006 年公布的研究數據顯示：平均每 100 位癌症患者中，至少有 10 個人，在不接受任何治療或只接受少量治療的情況下便能夠痊癒。美國癌症研究協會把這種現象叫作「自癒」或「自然消退」（spontaneous regression）。協會還對 176 例自然消退的癌症患者進行了長期的觀察，發現只有 10 例復發，2 例轉移。（詳見〈美國癌症協會稱：最好的「抗癌藥」是人體免疫力〉，《北京晚報》，2006 年 12 月 30 日）

不少癌症患者，經積極治療，實現了長期生存，甚至痊癒。這都充分說明了癌症並非絕症。2010 ～ 2011 年，美國國家生技中心（NCBI）的醫學期刊文獻索引摘要資料庫（PubMed）收載了 30 例「自然消退」的病例。

這些病例中，就癌發生的組織或器官來說，有肝癌、肺癌、腎臟癌、大腸癌、乳癌、淋巴癌、黑色素瘤、白血病等；就患者的情形而言，不少是中晚期癌症患者，不乏 70 ～ 80 歲的年長者，而且很多人都曾有不良的生活習慣。

年長者在經過醫院檢查確定患有癌症後，由於各種原因，並沒有經歷常規標準的手術、化療、放療程序，只是在門診接受醫生的觀察治療。醫生對他們進行復查後，卻發現患者原有的癌症病灶明顯縮小、退化，甚至消失。這些例子已經說明，人體擁有不可思議的自癒能力。當然，在條件允許的情況下，應透過合理的預防、治療，阻止或減緩癌症的發生和發展。

# 癌症只是慢性病

癌症治療有一定難度，但癌症絕非不治之症。癌症其實更像是與冠心病、高血壓病類似的慢性疾病。不少癌症患者5年以後病情趨向穩定，甚至是治癒，不再需要定期用藥，而冠心病、糖尿病、高血壓等病須終身服藥。

腫瘤的發生是生物進化中一個正常的過程，和 DNA 複製過程中基因的突變有關。地球上所有物種的進化都是建立在這類突變基礎上，基因突變常常是人難以避免的生理過程。原癌基因的被活化和抗癌基因的丟失，常常與人的生活方式和生活行為等因素相關。因此，癌症也被認為是一種與生活方式相關的慢性病，比如很多老年人的惡性腫瘤，它只是一種慢性病，是一個難以避免的生理過程。

# 癌細胞會迷途知返？！

細胞癌變，是指少數細胞在致癌因素的「策動」下，從原來正常的細胞隊伍中脫離出來，成為一群「違法亂紀」的問題細胞，破壞人體社區的器官、組織。一個 1～2 公分大的實體腫瘤，通常聚集了千萬個細胞數。

因此，細胞癌變並不等於癌症。細胞的癌變既是生物學本身屬性使然，也是自然界調控機制的一種體現，癌細胞的發展可能止步於某些階段，不再向黑暗的深淵前進，意思是在一定條件下，癌細胞甚至會逆轉變成正常細胞。 就像曾經犯過錯的人，在合理方法「調教」下，也懂得迷途知返！

# 對健康的責任感

　　根據衛福部最新公布的國人十大死因，以慢性疾病為主，死亡率依序為惡性腫瘤、心臟疾病、腦血管疾病。以年齡觀察，1 至 24 歲死因以事故傷害居首位；25 至 44 歲死因以惡性腫瘤、事故傷害居前二位；45 歲以上死因屬慢性疾病之惡性腫瘤、心臟疾病居前二位。而十大癌症死亡率依序為氣管、支氣管和肺癌，肝和肝內膽管癌，結腸、直腸和肛門癌。103 年癌症（惡性腫瘤）死亡人數為 46,094 人，約占所有死亡人數三成，平均每 11 分 24 秒就有一人死於癌症，癌症死亡時鐘較前年撥快了 20 秒。

　　現代生活中，人依賴先進的醫療手段來保障自身的健康。事實上，維護健康單憑醫學檢查和治療還不夠，身體健康的最終負責人還是自己，把自己的一切託付給醫生是一種不負責任的做法，醫生僅僅是患者尋求健康的嚮導。

　　疾病實際上是身體失衡的一種表現，醫學治療只能暫時解決問題，要真正解決問題還得依靠患者意識到自己對健康的責任。所謂的責任是學會改變生活習慣和調控精神生活，做到防微杜漸。

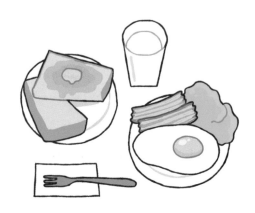

早餐用低脂乳搭配全麥麵包，有防癌抗癌的作用。

# 快節奏、高壓力易生癌

金錢上的債務或許可以清償，但是人對自己身體欠的債可不容易還。身體一旦出現豁口，癌細胞就會乘虛而入了。

根據一系列的數據顯示，癌症的高發生率與當代社會快節奏、高壓力的生活密切相關。近年來胰腺癌、腎臟癌等患者人數迅速增多，越是快速發展的城市，癌症發病率越高。

不合理的生活方式常常會導致癌症的發生。但許多癌症患者平時很注重自己的生活品質，像教師、會計、醫師、行政人員等，他們平時生活習慣良好，不抽煙、酗酒，但他們罹患癌症的機率卻很高。

當仔細剖析這些人的職業性質或個性特點就可以發現，他們有的從事壓力大、競爭強、節奏快的工作；有的人事事追求完美，不放過任何缺憾。職業壓力與追求完美的性格，即便是小事情，也會轉化為大壓力。

在不斷追求工作、生活的完美狀態時，身體卻被透支、拖垮。當人長期處於工作日過度繁忙、假日又過度慵懶閒散的這兩個極端時，就會形成壓力沉重、飲食不均衡、缺乏運動的生活狀態。在這樣的狀態中，內外環境的雙重作用，為癌細胞的生長鋪好了路。

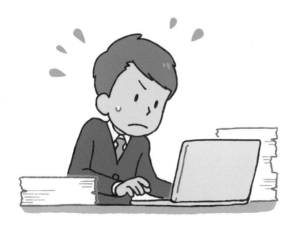

從事壓力大、競爭強、節奏快的工作人群，罹癌的機率較高。

# 癌細胞偏愛急性子

癌症發病的原因一般分為外部因素和內部因素，內部因素表現為人的性格因素。根據很多臨床觀察發現，性格與疾病的發病率密切相關。美國人的心血管疾病發病率很高，除了生活方式的弊端外，很大一部分原因，是美國社會工作生活環境的節奏過快，使很多人變成了「急性子」。

根據統計發現，絕大多數癌症患者往往性格比較急躁，甚至是暴躁。生活在城市的女性腫瘤患者中，性子急、愛操勞、愛管事的人幾乎占到了八九成。特別是患有肺癌、乳癌、卵巢癌、肝癌的人幾乎都是急躁性格。甲狀腺癌、食道癌患者更是急躁易怒性格。

因為性格急躁，這些患者始終被自己緊繃的神經掌控，以致於時時處在快節奏、高壓力的狀態中，身體的正常運行秩序被打亂。很多情況下，性子越急，癌細胞追趕人的步伐就越快。

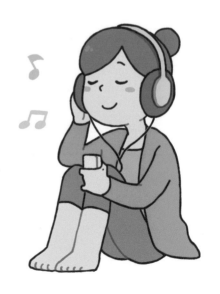

急性子的人可以多聽一些輕柔的音樂，梳理情緒。

# 防癌抗癌，從家中的餐桌開始

「飲食營養合理，選用食物得當，重視飲食保健，完全可以預防、減少和對抗癌症。」這一觀點已經得到科學研究的證實。據國外權威研究機構統計，正確的預防可使癌症發病率降低 35％。癌症患者單純地使用化學藥物及放療，療效只有 20％，如果改善膳食、增加營養，進行食物療法，其療效可以提高到 50％。家中若有癌症患者，一定要注意改善患者以及全家人的飲食習慣。

不吃任何可能致癌的食物，增加身體的抗癌能力是飲食防癌的最基本兩個原則。在飲食選擇上，應注重以下幾點：

1 食物要滿足人體所需要的足夠營養素，可以維持患者良好的營養狀態，增強人體的免疫功能，使體能可以支持抗癌的治療。

2 患者體質存在差異，而且所患腫瘤性質不同、部位不同、治療方式和所處的病程不同，臨床所見的症狀差異也極大。因此，食物的選擇和搭配也要因人、因時、因病而異。

3 多吃新鮮的蔬菜和水果，以及豆類、菌、藻類食物。改變單純以精米精麵作主食的習慣，適當搭配粗食，如全麥麵粉、玉米粉等。飲食中增加堅果類食物，如核桃仁、松子等。

4 肉類食品中增加魚類，同時經常飲用優酪乳，最好是低脂或脫脂優酪乳。

5 患者應禁煙、酒，少食辛辣生冷、油膩肥甘食品。蝦、蟹等食物可能會引起腫瘤細胞生長，導致舊病復發，應少食或忌食。

# 不被癌細胞突襲的 200 種飲食對策

# PART 2
# 癌細胞
# 並不可怕

# 心態好，癌細胞嚇軟腳

一聽到「癌症」，往往會想到死、惡、恐、怖。很多患者更是不想提及「癌」這個字。直到今天，我們還是抱著「是癌治不好，治好不是癌」的觀念，望癌生畏，談癌色變。實際上，「癌症」並非「不治之症」，癌症是可以預防、治療的！

現代醫學心理學家們發現，希望、信心屬於一種極有效的心理素質，它能使人產生開朗、樂觀的情緒和積極向上的精神，從而增強大腦皮質的功能和整個神經系統的興奮性。

透過自主神經的遞質系統、內分泌系統等中介分泌皮質激素和腦啡肽類物質，提高人體的免疫力和抗病力，並能充分調動人體的巨大活力，透過調整、代替、補償，使體內各種組織、細胞的功能恢復正常，各器官間功能重新趨於協調。

我們應該要有這樣的共識：生存的希望、信念、意志和毅力，是戰勝癌症不可忽視的重大力量，它將輔佐其他療法發揮出最大的效力。

患者只要對未來充滿希望，並抱有必勝的信心，就能夠動員自己體內足夠的力量來抵抗癌細胞。因此，患者憑著自己的積極努力，也能在他的生活中發揮出最大的能量，直至最終戰勝癌症，獲得新的生命。

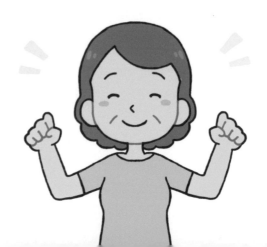

# 有了癌細胞同樣可以長壽

　　癌細胞在你的體內虎視眈眈，試圖吞沒你的生活，但是很多情況下，癌細胞並不擅長「閃電戰術」，有了癌細胞，同樣可以長壽。柬埔寨前國王施亞努（Norodom Sihanouk, 1922.10.31 - 2012.10.15）曾患有三種癌，活到了 90 歲。這樣「帶癌生存」的患者並不在少數。

　　「帶癌生存」指患者經過有效的抗癌治療後，人體免疫保護功能大於腫瘤擴散能力，使癌細胞長期處於「靜止」、「休眠」狀態。

　　在患者的明顯症狀（如出血、癌痛、咳嗽、吞嚥困難等）消失後，腫瘤本身局部進一步縮小，癌細胞不再擴散，病情趨於穩定，可獨立工作生活時，就可以考慮實施「帶癌生存」，給予中醫和食物治療，同時密切監視體內腫瘤的活動情況。一旦身體出現不適症狀，要考慮腫瘤復發的可能，及時進行治療，爭取再次得到緩解。

　　「帶癌生存」的計畫更需要患者積極改善和提高自我生存質量。患者首先要樹立信心，並且科學規律地生活，充分合理地安排自己的起居、飲食、運動、娛樂、社交活動，並定期復查，接受輔助治療和他人的關心，實現與癌細胞的長期「和平共處」。

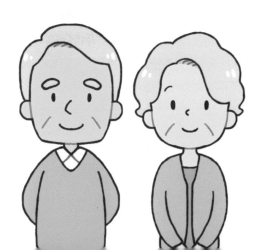

# 別問醫生你能活多久！

一旦得知自己身患癌症，患者一定會反復追問醫生「我還能活多久」。但臨床實踐證明，「還能活多久」的生存預言常常會被患者本身表現出的生命力所打破。根據報導，許多罹患了惡化速度非常快的患者，被醫生宣判「你只能活 3 個月了」。但他們與癌症共存，照常享受生活，不僅打破了醫生的預言，有些還比醫生預期多活了 3 年到 9 年。

據美國某郵報報導，一位中年男子不幸罹患癌症，當時他的妻子正在懷孕，他決心要活到孩子出生的那一天，而醫生預言他是活不了這麼久的。在希望的指引下，他頑強抗爭，最後如願以償，不僅活到了孩子出生的那天，而且直到 20 年後仍然活著。

在 20 世紀 80 年代之前，很多醫生不會把實情直接告訴患者本人，患者並不會知道自己還能活多久。醫生會把病情與預估患者剩下的壽命告訴患者的家屬，因為很多治療必須徵得家人的同意。

一聽到自己只能活 3 個月，很多患者就彷彿墜入了無底深淵，這實際上對癌症的治療沒有好處，反而會增加患者的心理壓力。實際上，對於疾病的惡化進程，醫生只能給出一個大致的時間，比如 3 ～ 6 個月，但即使如此，患者也並非一定要相信，就算查出來是癌症晚期，也不意味著生命已經到了盡頭。你可以在心底告訴自己：3 個月，僅是醫生替患者做的最壞打算。

## 判斷剩餘生命至少需要 3 個月

早發現早治療是對付各種疾病慣用的思路，但有醫學專家認為：判斷患者能活多久這個過程至少需要 3 個月。一般能在體檢中查出的癌症大多是直徑 1 公分左右的腫瘤。一個腫瘤花了 10 ～ 30 年長到直徑 1 公分大，要查清它的惡化速度，至少需要觀察幾個月。就算癌細胞轉移到了其他器官，患者也不會立刻因此喪命。很多情況下，病情穩定的患者可以每隔數月到醫院做一次超音波檢查或電腦斷層檢查（CT scan），觀察病灶的擴大速度，然後再由醫生推算「癌細胞隊伍」發展、壯大的時間，而觀察所需要的時間，通常至少要 3 個月。

## 生存判決不在醫生手中

「對不起，我們盡力了」，無論是患者還是家屬，聽到這句話，就感覺像聽到了一道生存判決：患者的死期已近，癌症已經快要吞沒他的生命了！事實上，患者的生命，需要安放在他們自己的肩上，患者能活多久，絕對不是醫生說了算。醫生根據專業知識和臨床經驗可以預估癌細胞生長的進程，但是如何抵抗疾病，贏得自己的生命時間，就全看患者自己如何掌控了。患者只是從醫生那裡，得知自己的病情，取得救命的方案，至於究竟能活多久，並非醫生說了算。

# 欲速則不達

「忘了癌症」並不是諱疾忌醫，而是尋求一條自然之路來對抗癌症。歷史上出現過「根治性切除」的外科治療方案來對抗癌症。手術切除腫瘤越多就意味著越能治癒的觀點曾經深入人心，抗癌藥劑更像是一枚枚神奇的子彈，直射病魔的胸口。

子彈爆炸的威力也同時傷害了人的身體。很多患者經歷了手術和放化療，身心俱創，卻依然沒有贏回自己的生命。

日本慶應大學附設醫院放射科近藤誠醫師（Makoto Kondo, 1948.10.24 - ）提出：「就算醫生確定你得了癌症，要是你感覺不到痛苦，那還是靜觀其變比較好。如果你實在想治療，那就請好好調查一下，看看醫生的診斷是否正確。」這種「靜觀其變法」在國際範圍內不乏支持者。

眼看癌症對生存構成威脅，生存的本能驅使人趕快想出「救命良方」。「錢越貴，藥越好，效果越佳」、「寧可錯殺一萬，也不放過一個」等觀點總在腦海浮現。

根據一系列的觀察和統計發現，有時候不顧身體承受能力，一味嘗試各種治法，只會適得其反。對於癌症患者而言，忘記你是癌症患者，絕不是自欺欺人，而是修煉內心，轉移注意力，用更加平衡的心態與癌細胞抗爭，惡魔就不能得逞。從忘記病痛的那一刻起，新的路途將從你的腳尖延伸。順其自然，一路花開。

# 從心開始，用信念擊垮癌細胞

　　竹科的一位工程師，在被通知確診癌症以前，他自己還能騎機車單獨到醫院檢查，生活自理。但當醫生正式告知他得了癌症，他竟然癱倒在現場，最後被人用擔架抬回家，前後不到 1 個月的時間就被癌症奪走了生命。

　　而另一位女性乳癌患者，術後 3 年復發，先後出現骨、肺、遠端淋巴結、腦、肝等多處腫瘤轉移，由於患者始終保持樂觀的情緒，不管病情發生多大變化，從不氣餒和頹喪，並配合醫務人員積極治療，還進行力所能及的運動鍛鍊，雖發病已十年有餘，仍然頑強地生活著。由此可見，在與癌症的鬥爭中，心理因素至關重要，能不能發揮應有的積極作用，要看患者本人對生活的態度，即其求生的意志和樂觀的情緒。

　　癌症像咆哮的魔鬼，凶險陰暗，除了要承受肉體的疼痛，更容易被「癌症」這個詞彙釋放出的負能量所擊潰。丹麥大哲學家齊克果（Søren Aabye Kierkegaard, 1813.5.5 - 1855.11.11）說過：絕望是致死的疾病。真正能夠摧毀人的，只有人自身的傷心、憂鬱和挫敗感，千萬不要讓你的脆弱成為癌症獲勝的籌碼。

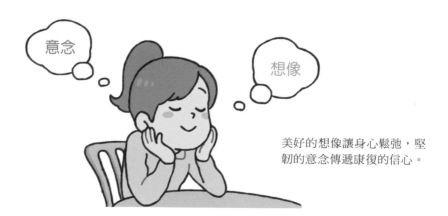

意念

想像

美好的想像讓身心鬆弛，堅韌的意念傳遞康復的信心。

# 親人的關愛是最好的抗癌良藥

迄今為止，我們並沒有找到治療癌症的「特效藥」，但眾多癌症患者用他們抗擊癌症的親身經歷告訴我們：親人的關愛是最好的抗癌良藥。一塊石頭眾人扛，癌症襲來時，孤獨推開了絕望的大門，作為親人，不能讓患者覺得自己是被疾病汪洋吞沒後的一座孤島，親人手心的溫度，是患者抵抗孤獨的起點。

美國醫學心理學家研究了五百多名癌症患者的生活史，發現其中約 76％的人在童年就經歷了孤獨、寂寞等情感挫折和心理創傷，這種情感影響或決定了患者的心理狀態並誘發癌症。

醫學心理學的現代研究表明，人生中的重大事故如親人傷亡、離婚、被拘禁、失業、夫妻分居、司法糾紛等，以及由此引起的嚴重心理缺失、焦慮、絕望等惡劣情緒可能是引發癌細胞的「活化劑」。

美國癌症研究所的研究結果顯示，那些對手術治療持懷疑態度、喪失信心、悲觀抑鬱的癌症患者，術後傷口恢復緩慢，容易復發，術後存活時間較短；而那些相信手術能成功、心情開朗、意志堅定者，術後傷口恢復較快，復發率低，存活時間較長。

在對患者進行心理支持時，家屬應調整好自己的心態，知道自己應如何面對患者，如何理解患者的情緒反應，如何與臨床醫生及患者進行良好的溝通。必要時可向醫生瞭解患者可能出現的各種心理行為反應，產生各種心理行為反應的原因，瞭解各種不良心理行為的處理原則。

癌症患者自身的心理壓力大小是決定其生活品質的最關鍵因素。治療癌症不應只著眼於疾病，還應關懷整個人，甚

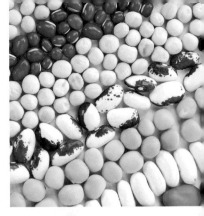

至更多。經臨床抗癌治療後，有 50％以上的患者存在各種身體功能障礙或心理上的問題。因此，對癌症患者的家庭護理顯得尤其重要，護理得當，可延長其生存期。

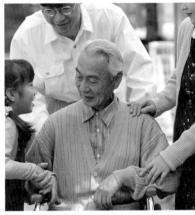

親人應根據癌症患者心理活動的發展與變化，探索患者心理規律，採取最佳的心理護理措施，來影響患者的心理活動，以利於疾病的治療。心理護理就是滿足患者各種層次的需要，幫助患者從各種壓抑的情緒中解脫出來，使患者認識自我價值的存在，重建或加強求生慾望，創造良好的治療康復環境。

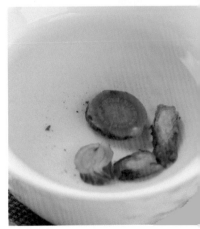

如果患者已得知自己的病情，家人應該經常與患者聊天、談心，帶動其充分表達內心的感受。患者可能會出現情緒波動，尤其是在剛得知病情時，自然會產生逃避、恐懼等心理，繼而出現各種不良情緒。家屬應充分理解患者的苦痛，並給予精神安慰，鼓勵其樹立戰勝疾病的信心。可讓身體條件允許的患者參加癌症康復俱樂部，以利患者之間相互勉勵、相互幫助。還可讓患者參加一些有趣的娛樂活動，轉移患者對疾病的注意力和對健康狀況的憂慮。對不宜如實相告病情的患者，家人應充分瞭解可能發生的各種情況，做好準備，並迅速建立新的日常生活模式，盡可能為患者提供支援型的家庭環境。

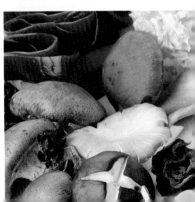

# 不被癌細胞突襲的 200 種飲食對策

# PART 3

# 天然食材
# 讓癌不上身

# 地瓜

抗癌指數 ★★★★★

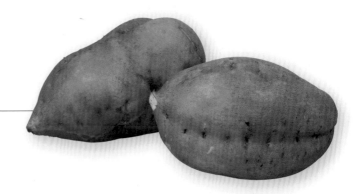

## 防癌功效

地瓜含有的去氫表雄固酮（DHEA），可防治乳癌和大腸癌；所含的胡蘿蔔素能轉化成維生素A，維生素A可以有效防止化學致癌物的致癌作用；地瓜中的維生素C可防止細胞受活性氧氧化的作用，能抑制細胞發生癌變。

## 抗癌實證

實證 1 美國費城醫學院研究人員從地瓜中分離出一種被稱為DHEA的活性物質，對正常白老鼠注射，可使其壽命延長1／3；而在注射DHEA後又接種癌細胞的白老鼠不再患乳癌和大腸癌。

實證 2 據《文匯報》報導，中國研究人員首次研製出地瓜的抑癌活性萃取物，並成功進行了動物實驗，結果證明該活性物質對癌症、白血病等均有抑制作用。有關專家認為，這項研究表明了地瓜將成為防治癌症的食藥兼用食品。

### 消癌吃法

將1～2個地瓜煮熟或蒸熟，每日1次或隔日1次，可以有效防止大腸癌。將地瓜搗爛外敷於乳房處，見熱即換，可連敷數天，能夠緩解乳癌帶來的病痛。地瓜生吃或一次性食入較多時，會產生胃脘部嘈雜脹滿甚至出現泛酸水現象，所以食用時必須將地瓜蒸熟煮透。患有消化道潰瘍、胃酸過多和消化不良的人，應少吃。

## 食療權威的雙效飲食對策

### 抗癌強腎、補虛健脾

地瓜 200 公克，白米 100 公克，黑糖、枸杞各適量。將地瓜洗淨，切小塊；白米淘淨，入鍋。加水適量，用大火煮沸後放入地瓜塊和枸杞，煨煮至地瓜熟爛，粥黏稠時調入黑糖即可。早、晚 2 次分服。本方可抗癌強腎、補虛健脾，適用於大腸癌和乳癌等病的輔助治療。

### 抗癌益氣、養陰補虛

地瓜粉 200 公克，山藥 150 公克，紅棗（去核）5 枚，黑糖適量。山藥洗淨，去皮，切片，與紅棗一起入鍋，加水適量，小火煨煮至黏稠狀。調入地瓜粉，邊攪邊調，加黑糖後繼續煨煮片刻成羹即可。早、晚 2 次分服。本方可抗癌益氣、養陰補虛，適用於乳癌、大腸癌等病的輔助治療。

### 防癌強身、補虛益氣

地瓜粉 200 公克，藕粉 50 公克，白糖適量。藕粉用冷開水調化，放入碗內，隔水加熱煮，再慢慢加入地瓜粉，邊加邊攪拌。最後加白糖拌勻煮沸即成。當點心，隨意服食。本方可防癌強身、補虛益氣，適用於胃癌、大腸癌患者及其術後放療、化療的食補調理。

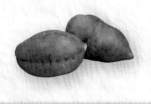

# 花椰菜

抗癌指數 ★★★★★

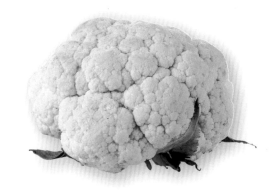

## 防癌功效

花椰菜含有的吲哚能把體內活性雌激素進行降解處理，輔助治療乳癌。胃癌患者，人體血清硒和胃液中的維生素 C 濃度明顯低於正常人，而花椰菜能為人體補充一定量的硒和維生素 C，以及豐富的胡蘿蔔素，遏制癌細胞生長。花椰菜含有較多的膳食纖維，對輔助治療大腸癌有良好的效果。

## 消癌吃法

花椰菜放入開水中燙熟，然後放入果汁機中，加適量水榨汁，可以保存花椰菜的抗癌成分。烹調花椰菜時應注意掌握火候，加熱時間不宜長，應採取大火快炒法，這樣既可使花椰菜脆嫩清香，又可減少維生素 C 和吲哚類物質的損失。表面有褐色或黑色黴點的花椰菜不宜食用。

## 抗癌實證

花椰菜對癌細胞的抑制率達90.8％，經常食用花椰菜和其他蔬菜，可有效地預防胃癌、食道癌、肝癌、肺癌和乳癌的發生。美國專家研究發現，常吃花椰菜的人患子宮頸癌的可能性很低，花椰菜對大腸癌的抑制力比高麗菜還強。

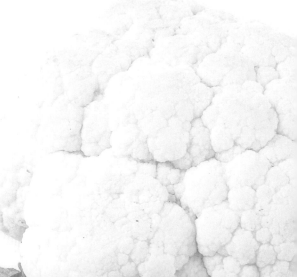

## 食療權威的雙效飲食對策

### 防癌抗癌、健脾養血

　　花椰菜 150 公克，蝦米 50 公克，黑木耳 10 公克，鹽、蔥花、薑末各適量。將花椰菜洗淨，切成小朵，用開水汆燙後，撈出；蝦米泡軟；黑木耳用溫水泡開，洗淨。油鍋燒熱，放入蔥花、薑末煸炒出香，再放入蝦米，加水燒開，然後加入黑木耳、花椰菜、鹽拌勻即成。佐餐食用。本方可防癌抗癌、健脾養血，適用於胃癌、乳癌等病的輔助治療。

### 防癌抗癌、促進食慾

　　花椰菜 200 公克，番茄醬 20 公克，白糖、鹽各適量。將花椰菜洗淨，切成小朵，放入沸水中燙透。油鍋燒熱，下花椰菜略炒一下，放入番茄醬、白糖、鹽調味，炒熟出鍋即成。佐餐食用。本方可防癌抗癌、促進食慾，適用於胃癌、乳癌等病的輔助治療。

### 防癌抗癌、益氣健脾

　　鯽魚 1 條（約 300 公克），花椰菜 120 公克，薑片、鹽、香油各適量。將鯽魚處理乾淨；花椰菜洗淨後切成小朵；油鍋燒熱，下薑片熗鍋，將鯽魚煎至微黃，加開水適量，煮半小時。放入花椰菜，待花椰菜煮熟，加香油、鹽調味即成。佐餐食用。本方可防癌抗癌、益氣健脾，適用於胃癌、乳癌等病的輔助治療。

# 蘆筍

抗癌指數★★★★★

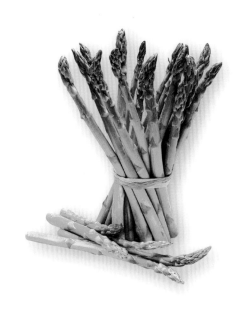

## 防癌功效

　　蘆筍中所含的微量營養素硒，可有效輔助治療胃癌；蘆筍所含的組織蛋白可使細胞生長正常化，對已變異的細胞有修復作用；從蘆筍中分離出的一些皂素化合物對白血病 P-388 細胞有明顯的抑制作用。

## 抗癌實證

實證 **1** 一位幾乎無救的何杰金氏症淋巴癌患者，在飲食蘆筍 1 年後，經檢查已無任何癌症跡象，並能夠正常工作。

實證 **2** 一位患膀胱癌 16 年的患者，經過包括鈷照射在內的各種治療都無起色，但在配合服食蘆筍 3 個月的治療中，經檢查其膀胱腫瘤明顯縮小了。

實證 **3** 一位皮膚癌多年且症狀嚴重的患者，在用蘆筍治療 3 個月後，病症得到控制。蘆筍療法還治好了患者的腎結石。

## 消癌吃法

　　癌症患者食用蘆筍時，一般先把新鮮蘆筍煮熟，再倒入果汁機中，高速攪打成糊狀，收集後放在冰箱中貯存，患者每天食用 2 次，每次 4 小湯匙，溫開水送服。蘆筍雖然有輔助治療癌症的作用，但服用時應謹慎，蘆筍不宜生吃，也不宜存放 1 週以上再吃，在治癌過程中不得中斷服用蘆筍，應在醫學上確診癌細胞已經消除時再停服。

## 食療權威的雙效飲食對策

### 術後滋補調養

蘆筍 100 公克，牛奶 250 毫升，黑糖 20 公克。將蘆筍洗淨，搗爛呈泥糊狀，放入鍋中，加適量水，煨煮 30 分鐘。去渣取汁，加入牛奶、黑糖，煮至將沸時，停火即可。早餐食用。本方對消化道癌症患者及其術後化療、放療時用於滋補調養尤為適宜。

### 防癌益胃、健脾利濕

蘆筍 250 公克，玉米粒 100 公克。蘆筍洗淨，切段；玉米粒洗淨。將兩者一起放入鍋中，加水適量，大火煮沸後，改小火煨煮 1 小時，煮至蘆筍熟爛即可。每日 1 劑，早、晚 2 次分服。本方可防癌益胃、健脾利濕，適用於消化道癌症的輔助治療。

### 抗癌養血、健脾祛濕

蘆筍、薏仁各 50 公克，紅豆 30 公克，蜂蜜適量。將蘆筍洗淨切段，與洗淨的紅豆、薏仁同放入鍋中，加適量水，先用大火煮沸，再改用小火熬煮至紅豆、薏仁呈爛花狀，調入蜂蜜拌勻即可。每日 1 劑，早、晚 2 次分服。本方可抗癌養血、健脾祛濕，適用於胃癌、腸癌等消化道癌症的輔助治療。

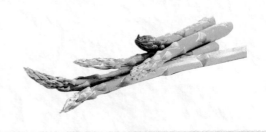

# 高麗菜

抗癌指數★★★★★

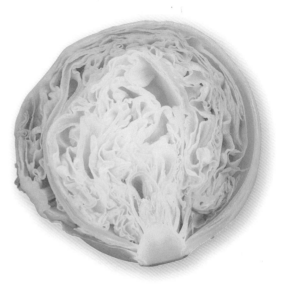

## 防癌功效

　　高麗菜屬於甘藍類蔬菜，含有較多的微量營養素鉬，可抑制人體對亞硝胺的吸收，並可阻斷其合成，具有明顯的防癌作用；此外，高麗菜所含有 $\beta$-胡蘿蔔素和維生素 C 也能阻止亞硝胺使食道上皮增生，防止正常細胞發生惡變。

## 抗癌實證

實證 **1** 有資料報導，世界上許多國家都對高麗菜之類的蔬菜做了研究，發現大腸癌患者，主要是由於飲食中高麗菜吃得太少或幾乎不吃的緣故，由此得出相同的結論，高麗菜中確實含有保護人類免患腸癌的活性物質。

實證 **2** 據報導，美國約翰霍普金斯醫學院的研究小組發現，高麗菜有多達 15 種具有不同程度抗癌作用的化學成分，其中蘿蔔

硫素能刺激人體細胞產生對身體有益的酶。研究還發現，高麗菜所含的蘿蔔硫素是迄今為止所發現的蔬菜中最強力的抗癌成分之一。

## 消癌吃法

　　新鮮高麗菜洗淨，放入冷開水中浸泡片刻，取出後切成段或碎片，用果汁機榨汁，過濾。適用於胃癌等多種消化道癌症輔助治療。有的學者認為，健康人群也應在食譜中增加甘藍類蔬菜的量，以發揮其防癌保健功能。

## 食療權威的雙效飲食對策

### 防癌抗癌、降血壓

　　高麗菜 200 公克，蘋果 1 個，芹菜 3 根，檸檬汁適量。將蘋果、高麗菜、芹菜洗淨，切成小塊，放入果汁機中榨汁，去渣取汁，調入檸檬汁即可。隨意飲用，當天飲完。本方可防癌抗癌、降血壓，適用於食道癌、胃癌及放化療食慾缺乏者。

### 補虛抗癌、益腎健脾

　　高麗菜 250 公克，白糖、醋、蒜泥、薑末、蔥花、鹽各適量。將高麗菜洗淨，切成小塊，汆燙後取出備用；將白糖兌入醋中，加入蒜泥、蔥花、薑末、鹽，攪拌均勻呈糖醋濃汁。高麗菜裝盤，淋上糖醋濃汁即可。佐餐食用。本方可補虛抗癌、益腎健脾，適用於食道癌、胃癌、大腸癌、子宮頸癌患者的輔助治療。

### 解毒抗癌、補脾益氣

　　高麗菜、牛肉各 200 公克，鹽、蔥絲、薑末、醬油、白糖、料酒各適量。將高麗菜和牛肉分別洗淨，切絲。蔥絲、薑末、醬油加水攪拌後，和牛肉絲一起下油鍋急火滑炒，加料酒、白糖，翻炒後出鍋。高麗菜絲下油鍋急炒片刻，加炒好的牛肉絲，用鹽溜勻，略炒即成。佐餐食用。本方可解毒抗癌、補脾益氣，適用於胃癌、大腸癌等病的輔助治療。

# 大蒜

抗癌指數 ★★★★★

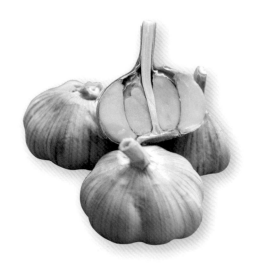

## 防癌功效

大蒜能抑制體內致癌物質亞硝胺的形成。大蒜萃取液在體外模擬胃液條件下，能直接對抗亞硝胺類的誘癌作用。大蒜中含有的大蒜素能強烈抑制腺癌細胞集中，其功效優於常用抗癌藥物，且無嚴重不良反應。大蒜素能活化體內的抗癌免疫力量：T 淋巴細胞、B 淋巴細胞和巨噬細胞的生物活性，加強對癌細胞的識別、吞噬和清除作用。

## 抗癌實證

實證 **1** 據報導，中國江蘇邳縣食道癌發病率僅為鄰近縣的 1／6，原來邳縣是大蒜種植區，居民有生食大蒜的習慣。

實證 **2** 一項腫瘤學對照研究表明：在 5 年中平均食蒜量小於 2.5 公斤的一組人中，患胃癌死亡者有 13 例；食蒜量大於 2.5 公斤的另一組（人數與前一組相仿）人則無一例發生胃癌。

## 消癌吃法

將 1 個蒜瓣放入口中咀嚼 3 ～ 5 分鐘，即可殺滅口腔內的各種細菌。搗碎後生食防癌抗癌效果更佳。吃大蒜後口氣難聞，喝 1 杯牛奶，臭味即可消除。煮熟後抗癌成分會遭到破壞。大蒜性溫味辛，多食容易動火耗血，所以陰虛火旺者應慎食。大蒜會刺激消化道黏膜，消化道潰瘍者必須慎用。眼病患者忌用。

# 食療權威的雙效飲食對策

### 防癌抗癌、殺菌消炎

　　大蒜、白蘿蔔各 30 公克，冰糖適量。大蒜剝皮後洗淨；白蘿蔔洗淨切碎，加少量冷開水，搗爛取汁，加冰糖即可。早、晚 2 次分服。本方可防癌抗癌、殺菌消炎，適用於多種癌症的防治，對消化道腫瘤尤為適合。

### 防癌抗癌、殺菌消炎

　　大蒜 30 公克，白米 100 公克。將大蒜去皮，放入沸水中，用大火煮 1 分鐘撈出。將洗淨的白米放入煮蒜的水中，煮成粥，再將蒜頭重新放入粥中，煮 1 ～ 2 沸即可。隨早餐食用。本方可防癌抗癌、殺菌消炎，適用於多種癌症及肺癌咯血的輔助治療。

### 防癌抗癌、調脂降壓

　　海帶 50 公克（水發），蒜末、鹽、醋、香油各適量。先將海帶泡發，洗淨後切成細絲；將蒜末、鹽、醋、香油一起拌入海帶絲中即成。佐餐食用。本方可防癌抗癌、調脂降壓，適用於輔助治療大腸癌、乳癌等病，對地方性甲狀腺腫大、高血脂、高血壓等也有輔助治療作用。

# 洋 蔥

抗癌指數 ★★★★★

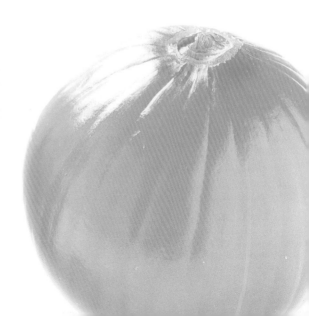

## 防癌功效

　　洋蔥中含有大量抗變異原性物質，這種物質能抑制致癌物變異原性的產生；洋蔥所含的微量營養素硒是一種強抗氧化劑，能促進人體產生大量穀胱甘肽，癌症的發生率就會大大降低。硒還能抑制癌細胞的分裂和生長，能使致癌物的毒性降低。洋蔥含有的「槲黃素（Quercetin）」是目前已知的天然抗癌物質之一。

## 消癌吃法

　　將洋蔥洗淨，切成細絲，放入砂鍋，加水煎煮 10 分鐘，停火後調入蜂蜜，拌勻，能有效輔助治療胃癌。

　　切洋蔥前，將菜刀在冷水中浸一會兒，切時眼睛就不會被刺激得流淚。洋蔥性溫，味辛辣，陰虛火旺、容易上火的人須慎食。

## 抗癌實證

實證 **1** 洋蔥富含維生素 B 群，維生素 B 群已被證實有抗癌防癌作用，可阻止化學致癌物的致癌作用。

實證 **2** 有專家認為，洋蔥可作為菸草尼古丁中毒的解毒劑，能減少尼古丁的致癌性。

## 食療權威的雙效飲食對策

### 防癌抗癌、益氣增力

　　洋蔥、牛肉各 150 公克，料酒、蔥花、薑絲、鹽、醬油各適量。將洋蔥與牛肉洗淨，分別切絲。油鍋燒熱，加蔥花、薑絲，煸炒出香，加牛肉絲、料酒，溜炒至九分熟，加洋蔥絲炒片刻，加鹽、醬油，炒勻即可。佐餐食用。本方可防癌抗癌、益氣增力，適用於多種癌症的防治。

### 防癌抗癌、健脾益氣

　　洋蔥 150 公克，豆腐 200 公克，薑片、食用澱粉、鹽各適量。將豆腐切成小塊，入油鍋略炸；洋蔥洗淨，切絲。油鍋燒熱，用薑片熗鍋，放入洋蔥絲翻炒，倒入炸好的豆腐及適量水煮開，放入鹽，以食用澱粉勾芡，出鍋即成。佐餐食用。本方可防癌抗癌、健脾益氣，適用於多種癌症的輔助治療及老年病的調養。

### 防癌抗癌、活血化瘀

　　洋蔥 250 公克，紅葡萄酒 500 毫升。將洋蔥洗淨，切絲，浸泡於葡萄酒瓶中，每天搖動 1 次，7 天後飲用。每晚 20 毫升，同時嚼食洋蔥絲。本方可防癌抗癌、活血化瘀，適用於多種癌症的輔助治療及血脂異常和冠心病緩解期。

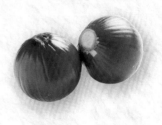

# 奇異果

**抗癌指數** ★★★★★

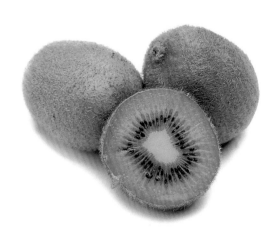

## 防癌功效

奇異果除了含有豐富的維生素C 和維生素 E，還含有其他可以產生阻斷亞硝胺的活性物質，預防胃癌；奇異果果汁中含有豐富的半胱胺酸蛋白酶，可使吃入的動物蛋白完全水解成易於消化吸收的形式，從而減輕消化道的負擔，增強細胞的抗癌能力。奇異果根與果實一樣，均可入藥，也有明顯的抗癌保健作用。

## 抗癌實證

實證 **1** 中國浙江某醫院一患者，病理檢查為胃癌，已轉移至小網膜淋巴結，手術後不能進食，排尿黃赤。經連續服用奇異果根糖水 45 天，臨床症狀全部消失，生活已能自理。

實證 **2** 中國湖南省腫瘤醫院的研究人員給接受治療的腫瘤

患者服用奇異果果汁，並與不做此項治療的患者對比，前者血紅蛋白和白血球減少的反應明顯減輕，消化道的不良反應也明顯減弱。

## 消癌吃法

奇異果性寒，不宜多吃，否則易致脾胃虛寒、洩瀉。先兆性流產、月經過多和尿頻者忌食。

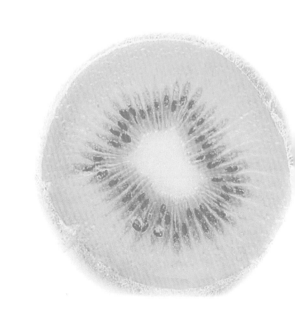

## 食療權威的雙效飲食對策

### 滋補抗癌、清熱解毒

　　奇異果 2 個，蜂蜜適量。將奇異果洗淨，取其果肉，放入碗中，用勺子碾碎，加蜂蜜拌勻即可。早、晚 2 次分服。本方可滋補抗癌、清熱解毒，適用於食道癌、胃癌、大腸癌的輔助治療。

### 抗癌解毒、補血強身

　　奇異果 2 個，薏仁 100 公克，紅棗 10 枚，黑糖適量。將奇異果洗淨，去皮，放入碗中，用勺子碾碎；薏仁、紅棗洗淨後一起放入鍋中，加水適量，先用大火煮沸，改以小火煨煮至黏稠狀。調入奇異果糊，加黑糖拌勻，再煮至沸即成。早、晚 2 次分服。本方可抗癌解毒、補血強身，適用於各類癌症的輔助治療。

### 防癌抗癌、補氣養陰

　　奇異果 2 個，優酪乳 200 毫升。奇異果洗淨，放入碗中，用勺子碾碎，加入優酪乳，攪拌均勻即成。早、晚 2 次分服。本方可防癌抗癌、補氣養陰，適用於鼻咽癌等的輔助治療。

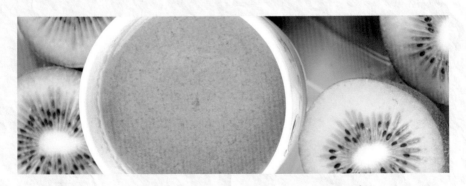

# 菱角

**抗癌指數 ★★★★★**

## 防癌功效

菱角的醇萃取物有抗癌作用，對抑制癌細胞的變性及組織增生均有效果；菱角所含的活性抗癌物質對肝癌有明顯的抑制作用。

## 抗癌實證

**實證 1** 據日本《漢方研究》報導，一位肝癌轉移至子宮頸的 59 歲女性患者，治療以菱角 15 公克，萵苣 12 公克，紫藤瘤 5 公克，草決明 20 公克，水煎代茶，配合桂枝茯苓丸，連服 6 年，腫瘤病灶消失，精神狀態極佳。

**實證 2** 中國江蘇省名醫葉橘泉老先生（1896 - 1989.7.7）生前曾將帶殼的菱角切碎，放砂鍋內加水小火久煎，煎成粉糊狀，頻頻飲服，治療慢性胃潰瘍並可疑胃癌的病例，患者服後飲食增進，症狀改善。另有一年逾七旬的女性，患胃幽門癌，食物不能通過，朝食暮吐，骨瘦如柴，大便燥如羊糞，臥床不起，奄奄一息。葉老先生以菱角、薏仁加旋覆代赭湯煎服，竟獲得意外療效。患者飲食漸進，能起床行動，繼續存活近 1 年。

### 消癌吃法

以菱角粥來輔助治療胃癌、食道癌、大腸癌和膀胱癌等，有益腸胃，解內熱的功效，使部分患者臨床症狀減輕，病情明顯改善。

## 食療權威的雙效飲食對策

### 抗癌強體、健脾益氣

　　菱角 20 枚，藕粉 50 公克，黑糖適量。將菱角洗淨，剖開，去殼，取菱角肉晒乾或烘乾，研成細粉。菱角殼入鍋，加水適量，煎煮 30 分鐘，去渣留汁，調入菱角粉、藕粉，呈黏稠糊狀，加入黑糖，調勻即可。當點心，隨意服食。本方可抗癌強體、健脾益氣，適用於子宮頸癌、胃癌、乳癌等病的輔助治療。

### 益氣抗癌，健脾止瀉

　　菱角 10 枚，白米 100 公克，黑糖適量。將菱角洗淨，剖開，去殼，將菱角肉切碎，加適量水研成糊狀。菱角殼入鍋，加水煎煮 40 分鐘，去渣留汁，與淘淨的白米同煮至粥稠黏，調入菱肉糊、黑糖拌勻，繼續煨煮片刻即可。早、晚 2 次分服。本方可益氣抗癌，健脾止瀉，適用於食道癌、胃癌、大腸癌和子宮頸癌的輔助治療。

### 解毒抗癌、清熱養胃

　　菱粉、紅豆各 50 公克，綠豆 30 公克，黑糖適量。紅豆、綠豆淘淨，同入鍋中，加水適量，先以大火煮沸，轉小火煨煮，至紅豆、綠豆呈爛糊狀，調入菱粉、黑糖，攪勻，繼續煨煮 30 分鐘即成。早、晚 2 次分服，溫熱飲用。本方可解毒抗癌、清熱養胃，適用於消化道癌症和子宮頸癌的輔助治療。

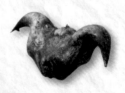

# 猴頭菇

抗癌指數★★★★★

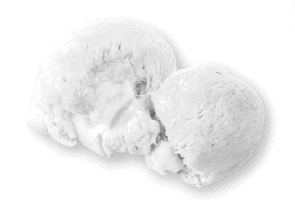

## 防癌功效

猴頭菇含有的多醣和多肽類物質具有抗癌活性，能有效地抑制癌細胞的生長和繁殖。有延長癌症患者生存期，提高免疫功能，縮小腫塊的良好效果。

## 抗癌實證

實證 **1** 中國上海、江蘇等省市研究小組以猴頭菇治療食道癌、賁門癌、胃癌 166 例，其中顯效和有效者 106 例，有效率達 63.8％；治療消化道感染及慢性胃炎的總有效率為 87.2％。

實證 **2** 從猴頭菇中發掘研製出的猴頭菌片，是一種新型的抗癌製劑，患者在服用過程中能增進食慾，增強腸胃黏膜屏障功能，可促進淋巴細胞轉化，提升白血球，增強人體免疫力。

## 消癌吃法

透過長期醫療實踐，逐漸累積了不少以猴頭菇為主要成分治療各種疾病的有效經驗方，亟待深入研究、開發和利用。以猴頭白花蛇舌草湯（猴頭菇、白花蛇舌草、藤犁根各 60 公克，水煎服）為例，方中所列三味原料，對實驗性腫瘤均有抑制作用，臨床適用於消化道腫瘤的輔助治療。

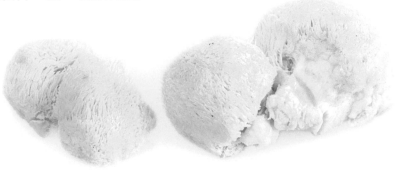

# 食療權威的雙效飲食對策

### 扶正抗癌、大補脾胃

　　新鮮猴頭菇 150 公克，白米 100 公克，蔥花、鹽各適量。將猴頭菇去柄蒂，洗淨，剁成糊狀；白米淘淨後入鍋，加水適量，先用大火煮沸，加猴頭菇糊，改小火煨煮至黏稠，加蔥花、鹽拌勻即成。早、晚 2 次分服，溫熱食用。本方可扶正抗癌、大補脾胃，適用於胃癌、子宮頸癌、肺癌、腸癌等病的輔助治療。

### 防癌抗癌、益氣養胃

　　新鮮猴頭菇 150 公克，新鮮香菇 80 公克，胡蘿蔔片 20 公克，薑片、香油、鹽、料酒各適量。將猴頭菇洗淨，切成塊；香菇洗淨切片。將猴頭菇塊、香菇片、胡蘿蔔片均放入碗內，加水、薑片、鹽、料酒，上蒸鍋蒸 30 分鐘後取出，淋上香油即成。佐餐食用。本方可防癌抗癌、益氣養胃，適用於胃癌、食道癌、乳癌等病的輔助治療。

### 防癌抗癌、健脾養胃

　　新鮮猴頭菇 100 公克，青菜心 200 公克，食用澱粉、薑末、鹽各適量。將猴頭菇洗淨，汆燙後撈出，切成片；青菜心汆燙後，切成段。鍋油燒熱，下薑末炸香，加水燒沸後再放入青菜心和猴頭菇，再沸後以食用澱粉勾芡，加鹽調味即成。佐餐食用。本方可防癌抗癌、健脾養胃，適用於胃癌等病的輔助治療。

# 胡蘿蔔

抗癌指數 ★★★★★

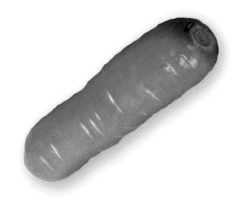

## 防癌功效

　　胡蘿蔔素是一種重要的抗氧化劑，能提高人體的免疫功能，清除單氧自由基。胡蘿蔔素能夠轉換為維生素 A，可調理肺癌患者病症，對重度吸菸者尤為適宜。胡蘿蔔中的木質素可提高人體抗癌免疫力，同時其中的葉酸也有抗癌作用。胡蘿蔔所含的萜能抑制癌的遺傳因子，從而抑制癌的發生。

## 抗癌實證

實證 **1** 美國學者調查發現，在 488 名食入胡蘿蔔最低量者中，有 14 人患了肺癌，而在同樣數量的人中，由於大量食用胡蘿蔔，只有 2 人患肺癌。

實證 **2** 義大利醫學專家的調查結果表明，吸菸人群中不吃胡蘿蔔者與每週吃 1 次以上的人相比，前者發生肺癌的風險是後者的 2.9 倍。

實證 **3** 美國國立癌症研究所的科學家們經過 20 多年的觀察後斷定，經常吃胡蘿蔔的人比不常吃者其患肺癌的概率少 40％。

## 消癌吃法

　　研究發現，黃色胡蘿蔔的胡蘿蔔素含量大於紅色。但過多食入胡蘿蔔會引起高胡蘿蔔素血症。胡蘿蔔素在空氣中易被破壞，因此製作的菜餚不宜放置過久。

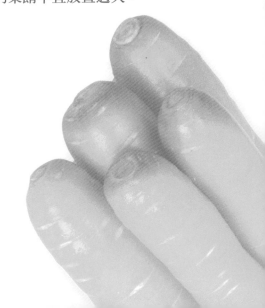

# 食療權威的雙效飲食對策

### 防癌抗癌、明目降脂

胡蘿蔔 250 公克，香菜、醬油、白糖、鹽、香油各適量。將胡蘿蔔洗淨，切成細絲；香菜洗淨，切碎。擠乾胡蘿蔔絲的水分，用醬油、白糖、鹽、香油拌勻裝盤，撒上香菜即可。佐餐食用。本方可防癌抗癌、明目降脂，適用於肺癌、皮膚癌等病的輔助治療。

### 防癌抗癌、降壓強心

胡蘿蔔 50 公克，鮮山楂 30 公克，黑糖、蜂蜜各適量。胡蘿蔔洗淨，切成片；鮮山楂洗淨。將胡蘿蔔片和山楂放入鍋中，加水煎煮 20 分鐘。將煎汁倒入碗中，稍晾後調入黑糖、蜂蜜即成。早、晚 2 次分飲。本方可防癌抗癌、降壓強心，適用於肺癌、子宮頸癌等癌症的輔助治療。

### 防癌抗癌、養肝明目

胡蘿蔔 100 公克，黃豆 40 公克，檸檬汁 5 毫升。將胡蘿蔔洗淨，切片，與浸泡後的黃豆一起加入豆漿機中，加適量水，待豆漿打好後加入檸檬汁攪勻即成。早、晚 2 次分飲。本方可防癌抗癌、養肝明目，適用於肺癌等病的輔助治療。

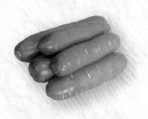

# 大白菜

抗癌指數★★★★★

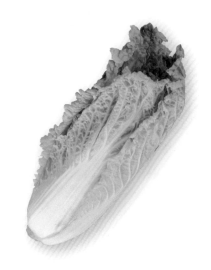

## 防癌功效

　　吲哚 -3- 甲醇是大白菜中所含的有效抗癌成分，是治療乳癌的利器；大白菜中含有大量的膳食纖維，可促進腸壁蠕動，幫助消化，保持大便通暢，預防各種腸癌；大白菜中含有微量營養素硒和鉬，這兩種物質對癌細胞有很強的抑制作用，可以防止亞硝胺的合成，因而具有較強的防癌作用。

## 抗癌實證

實證 **1** 吲哚 -3- 甲醇能在體內分解與乳癌發生相關的雌激素，這是常吃大白菜的亞洲女性罹患乳癌較少的原因之一。

實證 **2** 據報導，大白菜中所含的維生素 C 是體內一種重要的抗氧化劑，可以在胃部阻斷亞硝胺合成，並有抗過氧自由基的作用，可以提高人體免疫力，促使白血球更具備活力，直接攻擊癌細胞，抑制癌細胞的生長和擴散。

### 消癌吃法

　　如果女性每天吃 500 公克左右的大白菜，就能獲得約 500 毫克的吲哚 -3- 甲醇，可以使雌激素分解酶增加，減少乳癌的發生機率。日常生活中，女性可以適量增加大白菜的食用量。

## 食療權威的雙效飲食對策

### 防癌抗癌、養胃清熱

大白菜 500 公克。將大白菜洗淨，切碎，榨汁。早、晚 2 次分飲。本方可防癌抗癌、養胃清熱，適用於腸癌、乳癌等病的輔助治療。

### 防癌抗癌、清熱止渴

大白菜 200 公克，胡蘿蔔 100 公克，芝麻醬、白糖、香油、醋各適量。將大白菜和胡蘿蔔洗淨，分別切成絲，汆燙後放入盤內。將芝麻醬用香油調開，加白糖、醋拌成汁，澆在大白菜、胡蘿蔔絲上，拌勻即成。佐餐食用。本方可防癌抗癌、清熱止渴，適用於腸癌、乳癌等多種癌症的輔助治療。

### 防癌抗癌、補益肝腎

大白菜 200 公克，豬肝 100 公克，鹽適量。將豬肝洗淨，切片；大白菜洗淨，切段。油鍋燒熱，加大白菜炒至半熟，再放入豬肝，加水後蓋上鍋蓋燒熟，加鹽調味即成。佐餐食用。本方可防癌抗癌、補益肝腎，適用於腸癌、乳癌等多種癌症的輔助治療。

### 防癌抗癌、補益肝腎

大白菜 250 公克，鮮牛奶 50 毫升，鹽、食用澱粉各適量。將大白菜洗淨，切段。油鍋燒熱，倒入大白菜，燒至七八分熟，倒入牛奶拌勻，煮熟後再加鹽，以食用澱粉勾芡即成。佐餐食用。本方可防癌抗癌、補益肝腎，適用於多種癌症的輔助治療。

# 菠菜

抗癌指數 ★★★★★

## 防癌功效

　　菠菜中含有較多的維生素 C、葉酸、維生素 $B_{12}$，這些成分均有防癌抗癌作用。100 公克菠菜可滿足人體一天對維生素 C 的需求和兩天對胡蘿蔔素的需要。菠菜所含的葉綠素也很豐富，含葉綠素越高的植物抑癌作用越強，並且 95％的葉綠素口服後不會被消化道中的酸鹼物質破壞，仍有抑癌作用。

## 抗癌實證

實證 **1** 日本東京醫科大學的專家經臨床實驗發現，葉酸和維生素 $B_{12}$ 合用能有效地抑制肺癌。他們向出現肺癌癌前症狀的患者提供大量的葉酸和維生素 $B_{12}$ 等藥物，約 3 個月後，60％患者其易轉化為肺癌的細胞群消失了。

實證 **2** 有資料顯示，每天吃菠菜、胡蘿蔔等黃綠色蔬菜的人與不吃這些蔬菜的人相比，從 40 歲以上的致癌危險性來看，胃癌降低了約 33％，大腸癌降低了約 40％。

## 消癌吃法

　　菠菜中的草酸含量較高，草酸在腸道中會與鋅、鈣等無機鹽結合而使之排出體外，影響鈣、鋅的吸收。烹調時先將洗淨的菠菜在開水裡燙一下，可去掉草酸，消除澀味。但若是燙煮時間過長，會導致維生素的損失，吃起來也膩口。菠菜宜油炒，可使人體充分吸收其所含的 $\beta$-胡蘿蔔素，從而有效地阻止亞硝胺致癌物質的合成。腎炎患者忌食菠菜。

## 食療權威的雙效飲食對策

### 防癌抗癌、疏通血脈

　　菠菜 250 公克，鹽、香油各適量。將菠菜擇洗乾淨，入沸水中汆燙一下，瀝去水分，用香油、鹽拌勻，裝盤即成。佐餐食用。本方可防癌抗癌、疏通血脈，適用於多種癌症的輔助治療。

### 防癌抗癌、補血健脾

　　菠菜 200 公克，新鮮蘑菇 50 公克，鹽、薑片各適量。將蘑菇去雜，洗淨，下沸水中燙一下，撈出切片；菠菜洗淨後切段。油鍋燒熱，下蘑菇片煸炒片刻，加入鹽、薑片、菠菜，炒熟出鍋即成。佐餐食用。本方可防癌抗癌、補血健脾，適用於多種癌症的輔助治療。

### 防癌抗癌、滋養肝腎

　　菠菜 200 公克，蝦仁 100 公克，鹽、蒜片、薑片、料酒各適量。將菠菜洗淨，切段；蝦仁去雜，洗淨。油鍋燒熱，加入蒜片、薑片煸香，下菠菜，用大火快炒，倒入蝦仁，加入鹽、料酒，待蝦仁變白入味，稍炒幾下，出鍋即成。佐餐食用。本方可防癌抗癌、滋養肝腎，適用於多種癌症的輔助治療。

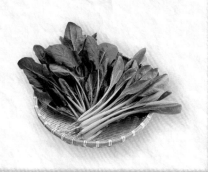

# 蓴菜

抗癌指數★★★★★

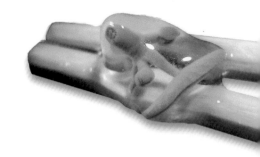

## 防癌功效

　　蓴菜含有一種酸性黏多醣，這種多醣是一種較好的免疫促進劑，它能明顯地促進巨噬細胞吞噬異物的功能。人體巨噬細胞吞噬功能的強弱與腫瘤的發生、發展關係密切，蓴菜所含的多醣能透過人體中介作用，強化人體的免疫系統，增強免疫功能，達到輔助治療癌症的目的。

## 抗癌實證

實證 **1** 日本腫瘤專家在 1977 年出版的一部輔助治療癌症的交流書刊中明確提出蓴菜可治療胃癌。

實證 **2** 據日本《日經新聞》報導，京都大學食品生物科學研究的小清水弘一（Koshimizu Koichi）教授領導的研究組，將加入癌細胞遺傳基因的 B 淋巴細胞和致癌物質一起培養後，再把蓴菜中提取的物質摻入到培養物中，結果發現蓴菜萃取物對癌細胞的活化性有抑制作用。

## 消癌吃法

　　鮮蓴菜 300 公克，將其清洗後切碎，搗爛成糊狀，再將蓴菜糊入鍋，加水適量，小火煨煮成黏稠液，收汁成蓴菜汁食用，此方有強身抗癌的功效。

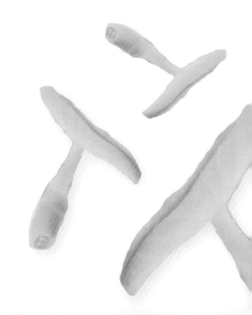

## 食療權威的雙效飲食對策

### 解毒抗癌、清熱消腫

　　新鮮蓴菜 200 公克，鯉魚 1 條，料酒、蔥段、薑片、鹽、白糖各適量，將蓴菜清洗乾淨，入沸水鍋中燙一下，急起放入碗中。將鯉魚處理乾淨，放入砂鍋，大火煮沸，撇去浮沫，加料酒、蔥段、薑片、鹽、白糖，改小火煨至鯉魚熟爛，加燙過的蓴菜拌勻，煮沸即成。佐餐食用。本方可解毒抗癌、清熱消腫，適用於多種癌症的防治。

### 解毒抗癌、清熱消腫

　　新鮮蓴菜 200 公克，薏仁、紅豆各 50 公克，黑糖適量。將蓴菜洗淨，切碎搗爛，攪成泥糊狀。薏仁、紅豆洗淨後，放入砂鍋，加水適量，煮沸後改用小火煨燉 1 小時，加蓴菜泥糊、黑糖，拌勻，繼續煮沸即成。上、下午 2 次分食。本方可解毒抗癌、清熱消腫，適用於胃癌、食道癌、大腸癌等病的輔助治療。

### 防癌抗癌、下氣止嘔

　　新鮮蓴菜 200 公克，雞湯 500 毫升，鹽、蔥花、薑末、醋各適量。將蓴菜洗淨，入沸水中燙一下急起，瀝水，盛入大碗中。雞湯置鍋中煮沸，加蔥花、薑末和鹽，將汆燙過的蓴菜加入煮沸的雞湯中即可。另備 1 小碗醋，拌食。佐餐食用。本方可防癌抗癌、下氣止嘔，適用於多種癌症的輔助治療。

# 玉米

抗癌指數★★★★★

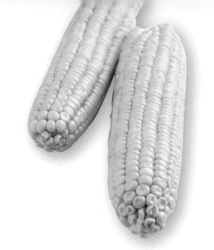

## 防癌功效

玉米含有豐富的賴胺酸，不但能抑制和減輕抗癌藥物的毒性，同時還有抑制癌細胞生長的作用；玉米含有多種維生素 B 群活性成分，均有抗癌作用；玉米的麩質中含有大量的膳食纖維，可加速糞便的排泄，使糞便中的致癌物和其他毒物及時排出體外，從而減少大腸癌發生的可能；玉米中含有大量營養素鎂，可抑制癌細胞的形成和發展，並能促使體內廢物排出體外。

## 抗癌實證

實證 **1** 國外報導，美國前總統雷根在任期內就患有癌症，除了採用手術、化療等現代醫療措施外，他每天早餐都要進食玉米片粥作為抗癌藥膳食療之一，從而一直維持較好的健康狀態。

實證 **2** 據中國長壽之鄉——廣西巴馬縣的調查發現，長壽者們的主糧就是玉米。

## 消癌吃法

日常食用玉米可與其他穀物、豆類混合食用，以發揮食物的營養互補作用。

玉米受潮後容易發霉，產生黃麴毒素，這種毒素具有很強的致癌活性，切勿食用。玉米不宜長期單獨食用，因它缺少一些人體必需的胺基酸。

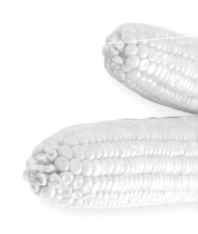

# 食療權威的雙效飲食對策

### 強體抗癌、補脾健胃

　　玉米粒 100 公克，牛奶 250 毫升，黑糖適量。將洗淨的玉米粒搗爛呈泥糊狀，入鍋中，加水適量，煨煮 30 分鐘。過濾取汁，兌入牛奶、黑糖，煮沸即成。早餐食用。本方可強體抗癌、補脾健胃，適用於多種癌症的輔助治療。

### 解毒防癌、調中開胃

　　玉米粉 50 公克，紅棗 15 枚，白米 100 公克。將玉米粉加水拌成玉米漿；白米淘淨後入鍋，大火煮沸，加洗淨的紅棗，再改用小火煨煮。粥將成時，邊煨邊調入玉米漿，拌勻後再煮片刻即成。早、晚 2 次分服。本方可解毒防癌、調中開胃，適用於各類癌症的輔助治療。

### 養血抗癌、健脾祛濕

　　玉米粒、薏仁各 50 公克，紅豆 30 公克，蜂蜜適量。將玉米粒、紅豆、薏仁分別淘淨，同入鍋中，加水適量，先用大火煮沸，再改以小火煨煮至紅豆、薏仁熟爛。稍涼後，調入蜂蜜，拌勻即成。上、下午 2 次分服。本方可養血抗癌、健脾祛濕，適用於胃癌、腸癌等消化道癌症的輔助治療。

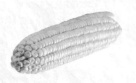

# 蒟蒻

抗癌指數 ★★★★★

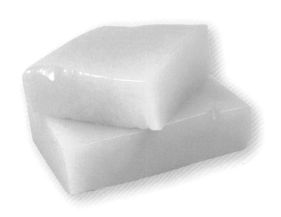

## 防癌功效

現代營養學研究發現並證實，蒟蒻所含的葡甘露聚醣是一種半纖維素，吸水性極強，吸液膨脹後可使體積增長 50 ～ 80 倍，形成體積很大的凝膠纖維狀結構，提高了食物的黏滯度，延緩了胃排空和食物在腸道內消化和吸收的時間，不僅有效降低餐後血糖，還有降脂、抗脂肪肝等作用。

## 抗癌實證

實證 **1** 國內外實驗研究發現，蒟蒻所含的高膳食纖維成分，可以吸附有害物質，抑制變異誘發物的產生。

實證 **2** 有學者證實，蒟蒻熱水萃取物葡甘露聚醣能有效地干擾癌細胞的生長。可用於治療多種癌症，藥敏試驗對賁門癌、大腸癌細胞敏感。對癌性疼痛亦有較好的緩解作用。常用於輔助治療頭部、頸部腫瘤和惡性淋巴癌。

## 消癌吃法

蒟蒻有小毒，就蒟蒻全株而言，以根部頭毒性最大，故需要經加工或漂煮後，再烹調菜餚或製成食品。

蒟蒻多被製成可供食用的精粉，並加工製成蒟蒻麵、蒟蒻絲、蒟蒻餅乾等食物。

蒟蒻若為藥用，勿誤服藥渣，以免中毒。每次服食蒟蒻的量不宜過大，以免消化不良。

## 食療權威的雙效飲食對策

### 防癌抗癌、降脂保肝

　　蒟蒻精粉 3 公克，白米 100 公克，蜂蜜適量。將白米淘淨，入鍋加水適量，大火煮沸後改小火，拌入蒟蒻精粉，粥熟後稍涼，調入蜂蜜即可。每日 1 次，溫熱服食，也可隔日食 1 次。本方可防癌抗癌、降脂保肝，適用於多種癌症的輔助治療及脂肪肝、血脂異常等的調養。

### 防癌抗癌、補虛通脈

　　蒟蒻精粉 2 公克，優酪乳 200 毫升。將蒟蒻精粉調入優酪乳中，攪勻即成。早、晚 2 次分服。本方可防癌抗癌、補虛通脈，適用於多種癌症的輔助治療。

### 抗癌益氣、活血調脂

　　蒟蒻絲 500 公克，黃瓜 200 根，胡蘿蔔 60 公克，雞蛋 1 個，醋、白糖、薑末、蒜末、香油各適量。將蒟蒻絲瀝乾水分後放入盤中，黃瓜和胡蘿蔔分別洗淨、切絲，放進盤中。將雞蛋煎成蛋皮，放涼後切絲，也放進盤內。再將所有調料放入小碗調勻，淋在蒟蒻絲上，攪拌均勻即可。當主食食用。本方可抗癌益氣、活血調脂，適用於多種癌症病人的康復調養。

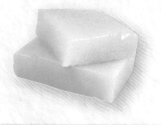

# 刀豆

抗癌指數★★★★★

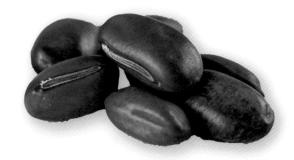

## 防癌功效

　　刀豆中含有血球凝集素，藥理實驗證明，血球凝集素可使淋巴細胞轉化成巨噬細胞，並對腫瘤有抑制作用。刀豆血球凝集素經胰蛋白酶處理後，能使腫瘤細胞重新恢復到正常細胞的生長狀態。近代臨床應用血球凝集素治療惡性腫瘤已相當廣泛。

## 抗癌實證

實證 **1** 中國浙江某醫院，在對 10 例急性白血病患者的常規化療方案中加用血球凝集素後，獲得出人意料的療效：完全緩解 1 例，一級部分緩解 2 例，二級部分緩解 2 例。結果顯示，血球凝集素與抗白血病化療藥聯合應用，可使已「失效」的化療藥物重新顯效。

實證 **2** 國外雜誌報導，對 15 例急性非淋巴細胞性白血病患者給予血球凝集素治療，並分別給患者做過敏皮試、玫瑰花結試驗、淋巴細胞有絲分裂反應等檢查，發現血球凝集素可明顯提高人體免疫功能，並與緩解的程度呈正相關。

## 消癌吃法

　　現在臨床上，常以一定劑量的刀豆，一般 30 公克左右為佳，用於晚期腫瘤脾胃虛寒、噯氣呃逆等症，收效良好。刀豆可與豆干、黑木耳、香菇等同炒，不僅營養豐富，而且有保健防癌作用。

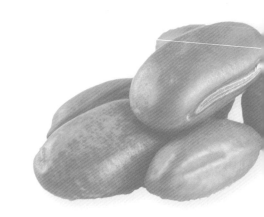

## 食療權威的雙效飲食對策

### 解毒抗癌、溫中下氣

刀豆 20 公克，紅棗 15 枚，蜂蜜 30 毫升。將刀豆、紅棗洗淨，入鍋，加水適量，濃煎 2 次，每次 30 分鐘，去渣取汁。將 2 次濃煎汁液合併，加水後繼續煨煮，煮沸後稍晾涼，調入蜂蜜，拌勻即成。當茶飲，早、晚 2 次分服，飲服中嚼食刀豆、紅棗。本方可解毒抗癌、溫中下氣，適用於消化道癌症患者的輔助食療。

### 補腎抗癌、溫中益胃

刀豆粉 20 公克，白米 100 公克，黑糖 30 公克。白米淘淨後入鍋，加水適量，大火煮沸，粥將成時，調入刀豆粉、黑糖，攪拌均勻，繼續煨煮至沸即成。早、晚 2 次分服。本方可補腎抗癌、溫中益胃，適用於虛寒證胃癌患者，對癌症手術後身體虛弱者有輔助治療作用。

### 防癌抗癌、健脾開胃

刀豆 30 公克，鴿肉 50 公克，山藥 20 公克，鹽、料酒各適量。鴿肉洗淨，切塊；山藥洗淨，去皮，切塊；刀豆洗淨。將鴿肉放入鍋中，加適量水和料酒，大火燒開，撇去浮沫，加入刀豆和山藥，煮至刀豆熟爛，加鹽調味即可。連肉及湯一起飲服，連食數次。本方可防癌抗癌、健脾開胃，適用於各種癌症的防治，對伴有體質虛弱者尤為適宜。

# 豆芽

抗癌指數★★★★★

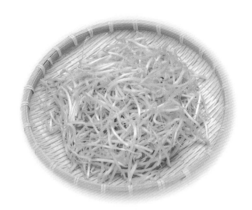

## 防癌功效

　　豆芽中含有干擾素誘生劑，能抗病毒和抑制腫瘤，含葉綠素越高的植物其抑癌作用越強，而且豆芽中95％的葉綠素口服後不會被消化道中的酸鹼物質所破壞，仍有抑癌作用，豆芽中含有的酶，可阻礙致癌物質亞硝胺在體內的合成。

## 抗癌實證

實證 **1** 中國預防醫學科學院病毒研究所研究員許兆祥等經過6年研究後證明，豆芽中含有干擾素誘生劑，能抗病毒和抑制腫瘤。

實證 **2** 埃及癌症研究中心從黃豆中提取一種蛋白酶，經動物實驗表明，這種蛋白酶可以溶解癌變細胞，發揮預防和治療癌症的作用。豆芽中含有較多量的膳食纖維，能活化巨噬細胞，提高2～3倍消滅癌細胞的能力。

## 消癌吃法

　　豆芽的食用方法有很多，炒、拌、煸、汆燙或剁餡心，做配料或湯等都可以。豆芽的維生素C多集中在豆芽瓣內，為了便於維生素C的消化吸收，應該將豆芽瓣咀嚼至爛糊狀再緩嚥下去。

　　很多市售的無根豆芽是加化肥等催化劑泡發而成的，人食用後會危害健康。在防癌保健的豆芽（及豆芽製品）藥膳食療中，應選擇有根的豆芽。

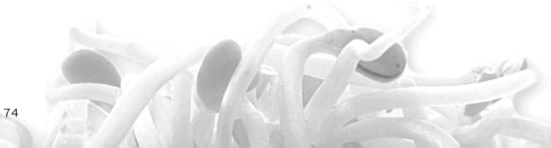

## 食療權威的雙效飲食對策

### 防癌抗癌、清熱解毒

　　豆芽、白米各 100 公克。將豆芽與白米淘淨，一起放入砂鍋中，加水，用大火燒開後轉用小火熬成稀飯。佐餐食用。本方可防癌抗癌、清熱解毒，適用於多種癌症的輔助治療。

### 防癌抗癌、解毒散瘀

　　豆芽 250 公克，鹽、醋各適量。將豆芽洗淨；鍋燒熱，放醋，再倒入豆芽煸炒，加水適量，加鹽溜炒至熟，裝盤出鍋即成。佐餐食用。本方可防癌抗癌、解毒散瘀，適用於多種癌症的輔助治療。

### 防癌抗癌、化痰散結

　　豆芽 250 公克，乾紫菜 20 公克，蒜末、鹽、香油各適量。將洗淨的豆芽與紫菜加入鍋中，加水適量，大火煮沸後改小火煨煮 10 分鐘，加蒜末、鹽、香油，攪勻即成。佐餐食用。本方可防癌抗癌、化痰散結，適用於鼻咽癌、甲狀腺癌、乳癌等病的輔助治療。

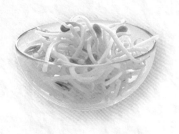

# 茶葉

抗癌指數★★★★★

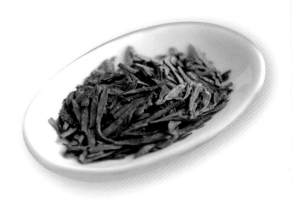

## 防癌功效

茶葉可透過直接殺傷癌細胞和提高帶瘤人體免疫功能的雙重作用而發揮防癌作用;一定濃度的綠茶萃取物對體外培養的人胃腺癌細胞複製體的生長具有明顯之細胞毒作用,其殺傷作用與藥物濃度和作用時間呈正相關;茶葉萃取物對 L-1210 白血病細胞由 G1 期向 S 期合成前階段有抑制作用,這一結果為早期腫瘤的輔助治療提供了重要依據。

## 抗癌實證

實證 *1* 對中國浙江、安徽等 7 省 145 種茶葉進行的研究發現,所有的茶葉品種均有不同程度阻斷 N- 亞硝基化合物在體外形成的作用。其中以綠茶作用最強,阻斷率高達 90％以上。

實證 *2* 2003 年 10 月 7 日的《國際癌症期刊》報導:每天喝 5 杯綠茶,可以減緩攝護腺癌的發展。

## 消癌吃法

茶葉種類繁多,品種不同,作用各異。紅茶暖胃,綠茶止痢,花茶止渴,磚茶除膩,苦丁茶降火,菊花茶清肝,烏龍茶健身。民間飲茶經驗為:早茶提神,午茶消食,晚茶影響睡眠;涼茶傷胃,飽茶脹肚,久飲濃茶傷身。不可因為飲茶有助於防癌抗癌便大飲特飲,而應注意科學飲茶,餐後飲茶,飲淡茶,最好不飲濃茶和劣質茶。

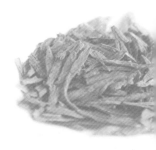

## 食療權威的雙效飲食對策

### 防癌抗癌、清熱解毒

綠茶 5 公克。將綠茶放入杯內，以沸水沖泡，加蓋燜 10 分鐘即可飲用。每日頻頻飲用，一般可沖泡 3～5 次。本方可防癌抗癌、清熱解毒，適用於腸胃道癌症的輔助治療。

### 防癌抗癌、生津開胃

綠茶 10 公克，烏梅 10 枚，生山楂 15 公克。以上 3 味同入鍋，加水煎煮 20 分鐘，取汁。代茶飲，當日服完。本方可防癌抗癌、生津開胃，適用於食道癌、胃癌、腸癌、子宮頸癌及泌尿系統癌症的輔助治療。

### 解毒抗癌、生津利咽

烏龍茶 5 公克，青果 10 公克。以上 2 味入鍋，加水同煎汁。代茶飲，當日服完。本方可解毒抗癌、生津利咽，適用於咽喉癌、食道癌、胃癌的輔助治療。

### 防癌抗癌、醒脾開胃

龍井茶汁（中國十大名茶之一，屬於綠茶）25 公克，豬瘦肉250 公克，料酒、鹽、食用澱粉各適量。豬瘦肉洗淨，切成小丁，油鍋燒熱，下肉丁翻炒，待其變色時，撈出瀝油。鍋放回火上，倒入肉丁，加料酒、鹽，略翻炒後倒入茶汁，隨後以食用澱粉勾芡即成。佐餐食用。本方可防癌抗癌、醒脾開胃，適用於多種癌症的輔助治療。

# 杏仁

抗癌指數★★★★★

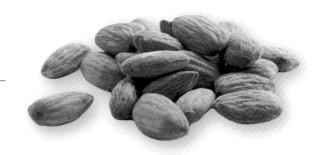

## 防癌功效

　　杏仁中含有的維生素 $B_{17}$ 能改變癌細胞的代謝過程,在阻止癌細胞生長的同時不損傷正常細胞;杏仁的熱水萃取物有緩解食道癌放療期的梗阻疼痛和肺癌咳嗽的功效;杏仁所含的苯甲醛能有效地抑制強致癌性真菌——黃麴黴菌和雜色麴黴菌的生長。

## 抗癌實證

實證 **1** 中國浙江中醫學院腫瘤研究室把杏仁作為治療肺癌或絨毛膜上皮癌轉移、乳癌轉移的一味主藥,成效良好。

實證 **2** 1922 年,美國醫學家羅伯特和麥卡利桑等人,探查到一個僅有 5 萬人的芬乍王國,當地人壽命很長,平均在 90 ～ 100 歲,他們幾乎與癌絕緣。分析研究認為,這與芬乍人用杏乾和大杏仁

為主食有關,他們常年以杏籽和杏仁充飢,因而不得癌症。

## 消癌吃法

　　將去油後的杏仁,研成末,和蜂蜜調成糊狀用於治療放療期的食道癌患者,20 例中有 16 例明顯改善疼痛。

　　需要特別注意的是,杏仁不宜一次性食用過多,杏仁中含有 2%～ 3% 的苦杏仁苷,內服後被酶水解會產生有毒的氫氰酸。

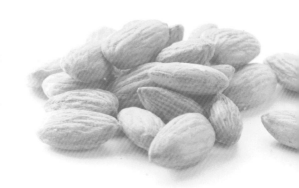

## 食療權威的雙效飲食對策

### 抗癌補虛、鎮咳平喘

　　杏仁 30 公克，白米 100 公克，紅棗 15 枚。將杏仁用沸水浸泡，剝去皮尖，晒乾或烘乾，炒黃，研末。白米淘淨後入鍋，加入洗淨的紅棗和水適量煮沸，調入杏仁粉末，小火煨煮至稠粥即成。早、晚 2 次分服。本方可抗癌補虛、鎮咳平喘，適用於各種癌症的輔助治療，對腸癌患者出現血便、腹痛者尤為適宜。

### 解毒抗癌、補虛潤肺

　　杏仁 30 公克，蜂蜜 30 毫升，牛奶 250 毫升。杏仁用沸水浸泡，去皮尖，晒乾或烘乾，炒黃，研末。鍋中加適量水，煮沸時調入杏仁粉末，小火煨煮 30 分鐘。兌入牛奶，攪拌均勻，繼續煮至沸騰即停火，趁熱調入蜂蜜即成。早、晚 2 次分服。本方可解毒抗癌、補虛潤肺，適用於各類癌症的輔助治療。

### 抗癌潤燥、止咳益肺

　　炒甜杏仁、核桃仁各 250 公克，蜂蜜 100 毫升，黑糖、白糖各適量。將炒甜杏仁放入砂鍋中，加水適量，煎煮 1 小時，加核桃仁同煎。煮至汁將乾時，兌入蜂蜜、黑糖、白糖，攪拌均勻，煮沸即成。當蜜餞點心，適量食用。本方可抗癌潤燥、止咳益肺，適用於肺癌咳喘，食道癌梗阻疼痛，以及食道癌、鼻咽癌放療後引起的肺腎兩虛等。

# 茄 子

抗癌指數★★★★★

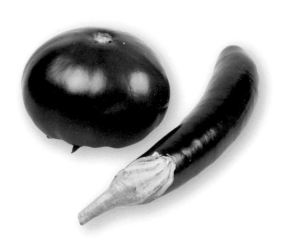

## 防癌功效

　　茄子中所含的龍葵鹼能抑制消化系統腫瘤的增殖，為有效抗癌物質；茄子所含有的酚、葉綠素及膳食纖維均有一定的防癌抗癌功效；所含的花青素，為一種紫色色素成分，黃酮類的一種，因具有抗氧化、抗腫瘤作用，可用於胃癌、肝癌兼有食慾缺乏患者，具有抗癌、清熱、活血的功效。

## 抗癌實證

實證 **1** 據《福州市中草藥展覽資料選編》介紹，用新鮮茄子葉晒乾研末治療 50 例乳癌潰瘍，有明顯療效，一般用藥 15 分鐘即可減輕疼痛。

實證 **2** 印度科研人員從茄屬植物中提取了一種無毒性的藥物，對胃癌、唇癌、子宮頸癌等有良好的治療作用，對 66 名患者進行治療，取得了顯著療效。

## 消癌吃法

　　茄子能有效攝取植物油中的維生素 E，它和茄子的有效成分協同作用能產生更好的抗癌效果。用紫茄 300 公克加金銀花 5 公克，蒸熟後加適量香油、鹽拌勻後食用。此方可治療癌症放射治療後，由於癌細胞的大量破壞，產生的熱象。但茄子性涼滑，脾胃虛寒者不宜多食，腸滑腹瀉者慎用。茄子稍有澀味，烹調前最好先用冷水浸泡片刻。

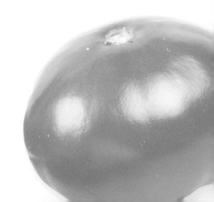

## 食療權威的雙效飲食對策

### 止痛抗癌、清熱活血

　　茄子 350 公克，香油、芝麻醬、鹽、香菜、韭菜、蒜泥各適量。將茄子洗淨切片，放入碗中，用蒸鍋蒸 25 分鐘，出鍋後略放涼。將蒸過的茄子去掉水，加入香油、鹽、芝麻醬、香菜、韭菜、蒜泥，拌勻即成。佐餐食用。本方可止痛抗癌、清熱活血，適用於多種癌症的輔助治療。

### 消腫抗癌、涼血止血

　　茄子 300 公克，蒜蓉、薑末、鹽、食用澱粉各適量。將茄子去蒂，洗淨，切成片。油鍋燒熱，放入茄子片翻炒片刻，加水後放入薑末、蒜蓉、鹽，大火燒沸後再用小火燒 10 分鐘，再將食用澱粉勾芡即成。佐餐食用。本方可消腫抗癌、涼血止血，適用於多種癌症的輔助治療。

### 輔助治療

　　茄子 300 公克，青椒 50 公克，竹筍 25 公克，薑末、料酒、醬油、鹽、蒜片各適量。將茄子切成丁；竹筍切薄片；青椒切絲。油鍋燒熱，用薑末、蒜片熗鍋，下茄丁、青椒絲翻炒、烹料酒、醬油，加水，下筍片、鹽，用大火燜燒至熟即成。佐餐食用。本方適用於多種癌症的輔助治療。

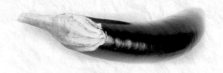

# 白蘿蔔

抗癌指數★★★★★

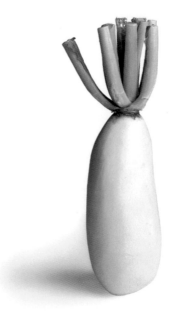

## 防癌功效

　　白蘿蔔含有吲哚類物質，能夠抑制腫瘤細胞的生長；白蘿蔔中的大量維生素 C 可有效防止由亞硝酸鹽及某些胺類引起的食道癌，阻斷外來致癌物在體內的活化，有效預防和減少癌症的發生。

## 抗癌實證

實證 **1** 白蘿蔔中的木質素可使人體巨噬細胞的活力提高 2 ～ 3 倍，能把癌細胞逐個吞噬。非洲人吃白蘿蔔比歐洲人多 6 倍，所以非洲農村大腸癌的發病率約為 3.5 ／ 100,000，而歐洲人則為 51.8 ／ 100,000。

實證 **2** 中國預防醫學科學院研究發現，白蘿蔔中含有一種抗腫瘤、抗病毒的活性物質，能刺激細胞產生干擾素，名為「干擾素誘生劑」。此物質對人的離體食道癌、胃癌、鼻咽癌、子宮頸癌等細胞均有顯著的抑制作用。

## 消癌吃法

　　吃白蘿蔔時必須細嚼，以使白蘿蔔中的有效成分全部釋放出來。食後半小時內不吃其他食物，以防止有效成分被其他食物稀釋或干擾。生吃白蘿蔔能夠保護它含有的干擾素誘生劑成分免遭破壞。但空腹時忌食生白蘿蔔，以免耗氣傷陰。

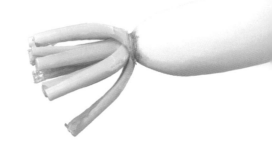

## 食療權威的雙效飲食對策

### 防癌抗癌、化痰順氣、生津止渴

　　新鮮白蘿蔔 500 公克，蜂蜜適量。將白蘿蔔洗淨，用溫開水沖洗乾淨，切碎，放入果汁機中，攪打成汁，去渣取汁，調入蜂蜜即成。早、晚 2 次分飲。本方可防癌抗癌、化痰順氣、生津止渴，適用於慢性氣管炎、肺結核、便祕及胃癌、乳癌等病的輔助治療。

### 防癌抗癌、解毒降糖

　　新鮮白蘿蔔 250 公克，豆漿 250 毫升。將白蘿蔔用水洗淨，再用溫開水沖一下，連皮切碎，放入果汁機中，倒入豆漿，攪打成汁。將汁液倒入砂鍋內，用小火或微火煮沸即成。早、晚 2 次分飲。本方可防癌抗癌、解毒降糖，適用於多種癌症的輔助治療。

### 防癌抗癌、軟堅散結

　　白蘿蔔 250 公克，水發海帶 30 公克，鹽、蒜末、香油各適量。將海帶洗淨後切成片；將白蘿蔔洗淨切成細條，與海帶片同放入砂鍋。加水，大火煮沸後，改用小火煨煮至白蘿蔔條熟爛，加鹽、蒜末拌勻，淋入香油即成。佐餐食用。本方可防癌抗癌、軟堅散結，適用於單純性甲狀腺腫、乳癌及其術後放療、化療康復期的調養。

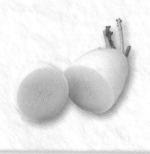

# 草莓

抗癌指數 ★★★★☆

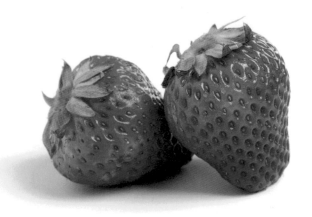

## 防癌功效

很多國家推崇草莓為輔助治療心血管疾病和癌症的「靈丹妙藥」；草莓所含的維生素 C 在體內可阻斷強致癌物質亞硝胺的生成，破壞癌細胞增生時產生的特異酶活性，可使已開始「癌變」的細胞逆轉為正常細胞。

## 抗癌實證

實證 **1** 據《商業週刊》報導，美國俄亥俄醫學院病理學家加里·斯托納和農業研究所植物遺傳學家約翰·馬斯在研究中發現，草莓的根、葉和果實中都含有豐富的鞣花酸，這種物質抗癌活性頗高，能保護人體組織不受致癌物的傷害，從而減少癌症的發生。

實證 **2** 動物實驗證明，草莓萃取物可抑制白老鼠其因菸草

烴類所誘發的皮膚癌和肺癌，並可抑制黃麴毒素對白老鼠誘發的肝癌。

### 消癌吃法

新鮮草莓及草莓加工製品，如糖漬草莓、草莓醬、草莓酒等均有防癌保健功能。剛買的草莓可以先放在鹽水中浸泡 5 分鐘，然後再用水沖洗。

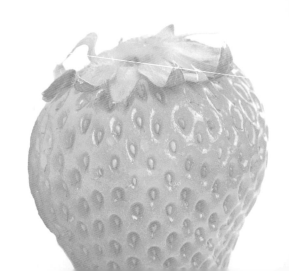

## 食療權威的雙效飲食對策

### 益心抗癌、健脾和胃

新鮮草莓、白米各 100 公克，黑糖適量。新鮮草莓用鹽水浸泡後洗淨，放入碗中研成稀糊狀。淘淨的白米入鍋，加適量水，煨煮成稠粥。粥成時加入黑糖、草莓糊，拌勻，煮沸即成。早、晚 2 次分服。本方可益心抗癌、健脾和胃，適用於多種癌症的輔助治療。

### 防癌抗癌、補氣養血

新鮮草莓 250 公克，牛奶 200 毫升，白糖適量。新鮮草莓用鹽水浸泡後洗淨，放入碗中，加白糖研成稀糊狀。牛奶倒入鍋中，上火煮開，停火晾涼後，加入草莓泥，攪拌均勻即成。上下午分飲。本方可防癌抗癌、補氣養血，適用於多種癌症的輔助治療。

### 解毒抗癌、補虛養血

新鮮草莓 50 公克，蜂蜜 30 毫升。新鮮草莓用鹽水浸泡後洗淨，攪成糊狀，盛入碗中。調入蜂蜜拌勻，加涼開水沖泡至 500 毫升，放入冰箱冷藏即成。當茶飲服，每日 2 次，每次 250 毫升。本方可解毒抗癌、補虛養血，適用於鼻咽癌、肺癌、扁桃體癌、喉癌患者在放療期間及放療後的輔助食療。

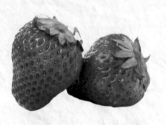

# 山楂

抗癌指數 ★★★★☆

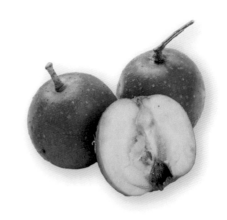

## 防癌功效

山楂中維生素 C 的含量較高，維生素 C 具有輔助治療癌症的作用；山楂中所含的黃酮類藥效成分中，有一種叫蔓荊素的化合物，具有抗癌作用，所以經常食用山楂，對輔助治療癌症有一定的作用。山楂萃取液能夠消除合成亞硝胺的前體物質，在胃液 pH 值條件下，即能阻斷亞硝胺的合成，對輔助治療消化道癌有重要作用。

## 抗癌實證

實證 *1* 動物實驗表明，山楂片水煎液可以延長生瘤動物的壽命。山楂片水煎液有抑制白老鼠的艾氏腹水癌細胞的作用，其作用機制是抑制癌細胞 DNA 的合成。

實證 *2* 目前，中醫臨床用山楂輔助治療萎縮性胃炎有著明顯的效果，而萎縮性胃炎可視為胃癌的前期病變，其轉化為癌症的機率較高。經常食用山楂及其製品，可以有效地抑制萎縮性胃炎的發展。

## 消癌吃法

常服適量鮮山楂可以有效治療消化道癌，山楂不宜過多食用，尤其是孕婦、兒童、胃潰瘍患者、低脂肪者，食用山楂反而會傷害身體。同時，服用人參等補品時不宜吃山楂及其製品，以防止其抵消人參的補氣作用。

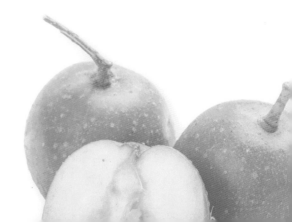

# 食療權威的雙效飲食對策

### 祛瘀抗癌、行氣消積

乾山楂片 60 公克，紅棗 15 枚，黑糖適量。將乾山楂片與紅棗洗淨，同入鍋中，加水適量，煎煮 2 次，每次 30 分鐘，取汁合併後調入黑糖，拌勻即成。早、晚 2 次分服，同時可嚼食山楂片和紅棗。本方可祛瘀抗癌、行氣消積，適用於多種癌症的輔助治療。

### 強體抗癌、益胃消積

新鮮山楂 100 公克，黑糖適量。將鮮山楂洗淨，連皮切成片，入鍋，加水煎煮 2 次，每次 30 分鐘，合併 2 次煎液，加入黑糖，小火煨煮至 300 毫升。每日 2 次，每次 150 毫升，溫服。本方可強體抗癌、益胃消積，適用於子宮頸癌、食道癌、胃癌、肝癌等惡性腫瘤的輔助治療。

### 解毒抗癌、益脾健胃

新鮮山楂 500 公克，蜂蜜 200 毫升。山楂洗淨，切片，放入鍋中，加水適量，煮至八分熟時，剔除果柄、果核再煮。煎汁稠乾時加入蜂蜜，攪勻，再用小火煎煮，收汁即可。當蜜餞點心，每日數次，適量服食。本方可解毒抗癌、益脾健胃，適用於胃癌、食道癌、大腸癌、肝癌、子宮頸癌等惡性腫瘤的輔助治療。

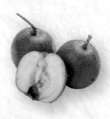

# 香菇

抗癌指數 ★★★★☆

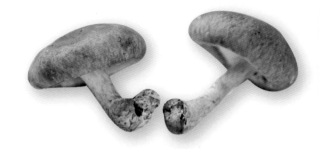

## 防癌功效

香菇中含有的香菇多醣能抑制癌細胞的生長，其抑制作用不同於一般的抗腫瘤藥，它不是直接殺傷癌細胞，而是提供識別脾及肝臟中抗原的巨噬細胞。活化巨噬細胞 -1 的活力。促使人體 T 淋巴細胞活化因子的產生，增強人體 T 淋巴細胞的活力，從而增強人體的免疫功能。

## 抗癌實證

實證 **1** 臨床觀察表明，在白血病化療時，經常食用香菇可以產生輔助治療的作用。各種癌症患者在手術後經常食用香菇，能夠有效抑制癌細胞轉移，從而延長癌症患者的生存期。

實證 **2** 臨床專家認為，使用香菇多醣應採取嚴密的給藥時間與方案，結合手術治療，可得到較好的效果。外科手術後，給與香菇多醣治療，可延長患者生存期 3～5 年。

## 消癌吃法

癌症患者手術後，如每天持續食用 10 公克香菇乾品，有防止癌細胞轉移的作用。常用香菇煮粥，對消化道癌症、肺癌、子宮頸癌、白血病等有輔助治療作用。香菇性涼，不宜過多食用。凡外形怪異、色豔，且有黏質物的含有毒蕈鹼等有毒物質，千萬不可誤食。

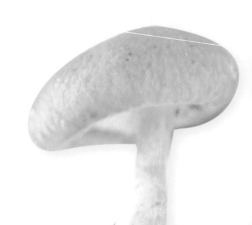

# 食療權威的雙效飲食對策

### 防癌抗癌、補氣健脾

　　新鮮香菇 25 公克，陳皮 10 公克，紅棗 10 枚，牛奶 50 毫升。將香菇去蒂，洗淨切碎，與洗淨的紅棗、陳皮一起放入鍋中，加水煎取汁液，再與牛奶混勻飲服。隨早餐食用。本方可防癌抗癌、補氣健脾，適用於鼻咽癌等手術後體質虛弱，免疫功能低下者。

### 防癌抗癌、理氣止痛

　　新鮮香菇 50 公克，牛肉 60 公克，白米 100 公克，蔥花、薑末、鹽各適量。將牛肉煮熟切成薄片，與洗淨的香菇、白米一起入鍋，加水煮粥。粥半熟時調入蔥花、薑末、鹽等，繼續煮至粥成。早、晚 2 次分食。本方可防癌抗癌、理氣止痛，適用於胃癌、食道癌等多種癌症的輔助治療及急性胃炎的調養。

### 防癌抗癌、滋陰清熱

　　新鮮香菇 50 公克，麵條 100 公克，嫩黃瓜 1 根，綠豆芽 20 公克，鹽、香油各適量。香菇去蒂洗淨，切絲；嫩黃瓜洗淨，切成薄片。鍋中加水，下香菇燒沸，再放入麵條、嫩黃瓜、綠豆芽、鹽，待麵條煮熟後淋入香油即可。當主食食用。本方可防癌抗癌、滋陰清熱，適用於胃癌、食道癌等多種癌症的輔助治療。

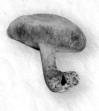

# 黑木耳

抗癌指數 ★★★★☆

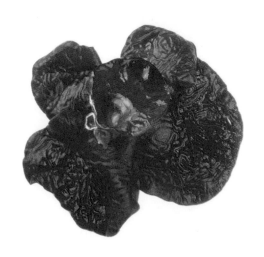

## 防癌功效

　　黑木耳含木耳多醣，可提高人體的免疫力，發揮預防癌症的效果；黑木耳所含的抑制血小板聚積的水溶性低分子物質，可影響凝血過程，從而有利於癌症患者的康復；黑木耳中含有較多的粗纖維及膠質，可清滌腸胃，促使排便，有利於輔助治療大腸癌等。

## 抗癌實證

實證 **1** 日本學者涌井袈裟參（Wa-kui Kesami, 1899-1988）報導，黑木耳水萃取物對白老鼠 S-180 癌有抑制作用。

實證 **2** 有學者認為，黑木耳萃取物對帶瘤白老鼠的腹腔巨噬細胞有活性作用，且能增強其吞噬功能，從而提高了帶瘤白老鼠的免疫力。

實證 **3** 癌症的病因之一是癌症血液循環處於高凝狀態，癌細胞周圍有大量纖維蛋白堆積。美國科學家的實驗證明，黑木耳所含的抑制血小板聚積的水溶性低分子物質，可影響凝血過程，從而有利於癌症患者的康復。

## 消癌吃法

　　黑木耳素有「素中之葷」的美名，營養價值很高。將黑木耳 30 公克，紅棗 20 枚，黑糖 20 公克加水煎煮，早、晚各飲 1 次，可以輔助治療子宮頸癌、腸癌等癌症。

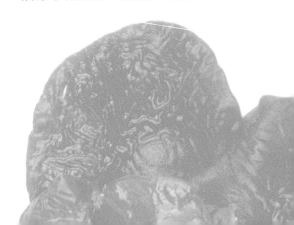

## 食療權威的雙效飲食對策

### 防癌抗癌、潤肺解毒

　　水發黑木耳 50 公克，白米 100 公克，紅棗 5 枚，冰糖適量。將黑木耳洗淨，切碎備用；紅棗洗淨去核。鍋中加水，放入淘洗乾淨的白米和紅棗同煮，待煮至五分熟時，加入黑木耳、冰糖，同煮成粥。早、晚各 1 次，溫熱服食。本方可防癌抗癌、潤肺解毒，適用於子宮頸癌、腸癌等病的輔助治療，以及虛勞咳嗽、慢性血便等的調養。

### 防癌抗癌、溫脾補血

　　水發黑木耳 30 公克，黃豆 50 公克，紅棗 15 枚，山楂片、食用澱粉各適量。將黑木耳撕成朵瓣，洗淨，備用。黃豆、紅棗分別洗淨，放入砂鍋，加水適量，大火煮沸後，改用小火煨煮。待黃豆熟爛，加黑木耳及山楂片，繼續煨煮至黑木耳熟爛，以食用澱粉勾芡成羹。早、晚各 1 次，溫熱服食。本方可防癌抗癌、溫脾補血，適用於子宮頸癌、腸癌等癌症的防治及血小板減少性紫斑的調養。

### 防癌抗癌、補氣養血

　　水發黑木耳 30 公克，雞塊 200 公克，胡蘿蔔丁、大白菜葉各 50 公克，鹽、蔥段、薑片各適量。將黑木耳洗淨；大白菜葉洗淨後切片；雞塊洗淨。砂鍋內放入雞塊、蔥段和薑片，加適量水煮開，放黑木耳和胡蘿蔔丁。煮熟後下大白菜葉片，最後放鹽起鍋即成。佐餐食用。本方可防癌抗癌、補氣養血，適用於子宮頸癌、腸癌等癌症的防治。

# 小麥麩

抗癌指數 ★★★★☆

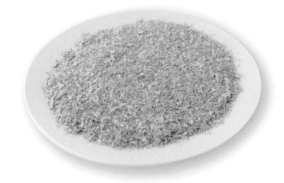

## 防癌功效

　　小麥麩含有大量具有抗癌活性的維生素 $B_1$，從小麥麩中提取出的多醣對癌細胞生長有一定的抑制作用，將小麥麩放入各種菜餚中，可以充分地彌補膳食纖維不足的缺陷，不僅可以輔助治療痔瘡，還可輔助治療大腸癌。

## 抗癌實證

實證 *1* 美國國家癌症研究所的研究人員對 17 位大腸癌患者做了試驗，這些患者手術後仍有復發的潛在危險。在 2 個月內，研究員讓他們每天食用半杯小麥麩。研究人員透過大腸黏膜的活組織病理檢查觀察癌細胞的繁殖速度。試驗結果表明，隨著小麥麩的逐日食用，癌細胞的生長速率下降了22％。

實證 *2* 康乃爾大學的研究者傑羅姆將 58 名良性大腸息肉病例分為高膳食纖維組和低膳食纖維組，4 年的比較觀察結果顯示，每天給 22.4 公克含有高膳食纖維組病例獲得了良好的效果。在 4 年的試驗期間連續 2 年都食用小麥麩纖維的病例，其療效最好。這一結果提示了小麥麩具有抑制腺瘤樣息肉癌變的作用。

## 消癌吃法

　　以麵食為主的地區，特別是以食用粗製麵粉為主的人群中，由於小麥麩的作用，很多人免遭癌症的折磨。

## 食療權威的雙效飲食對策

### 補虛防癌、解毒除熱

小麥麩 50 公克，紅棗 15 枚。將紅棗洗淨，與小麥麩同入鍋，加水適量濃煎 2 次，每次 30 分鐘，合併 2 次煎汁，過濾即成。早、晚 2 次分服。本方可補虛防癌、解毒除熱，適用於大腸癌等病的輔助治療。

### 補虛抗癌、養心益血

小麥麩、薏仁各 50 公克，蓮子 20 公克，紅棗 5 枚。將薏仁、蓮子、紅棗分別洗淨，浸泡後，入鍋，加水，用大火煮沸，再轉小火煨煮至蓮子熟爛。調入小麥麩，攪勻即成。早、晚 2 次分服。本方可補虛抗癌、養心益血，適用於大腸癌等病的輔助治療。

### 補血和胃、強身抗癌

小麥麩、粗製麵粉各 50 公克，蜂蜜 30 毫升。將小麥麩、粗製麵粉放入炒鍋內，微火反復炒香，研成極細末，盛入碗內。用沸水沖泡，調至糊狀，晾涼後，調入蜂蜜，拌勻即成。當點心食用。本方可補血和胃、強身抗癌，適用於大腸癌等病的輔助治療。

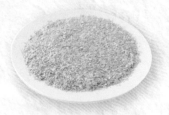

# 薏仁

抗癌指數 ★★★★☆

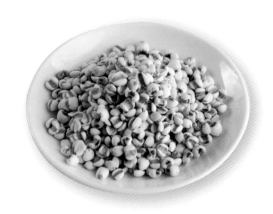

## 防癌功效

薏仁的丙酮萃取液對致癌物黃麴毒素 $B_1$ 有一定的抑制作用，對預防肝癌有意義；薏仁浸膏對吉田氏肉瘤（鼠）具有殺滅作用，並能使瘤細胞核分裂停止於中期。

## 抗癌實證

**實證 1** 中國江蘇著名老中醫葉橘泉對一例曾拒絕手術治療的喉癌患者施以服食薏仁煎劑，6個月而癒。

**實證 2** 薏仁醇萃取物在動物實驗中有抗癌作用，對艾氏腹水癌的白老鼠每日腹腔給藥 10.3 毫克，連續 7 天，可明顯延長白老鼠的生存期；若在皮下注射，24 小時內白老鼠腹水變透明，腫瘤細胞幾乎完全消失。

**實證 3** 據日本《現代東洋醫學》報導，薏仁脂對白老鼠子宮頸癌及白老鼠艾氏腹水癌均有明顯抑制效果。

### 消癌吃法

在中醫癌症臨床治療中，有專家以薏仁、糯米各 60 公克，或薏仁 60 公克，紅棗 10 枚，共煮成粥。當作癌症患者的早、晚餐食用。本方對抑制腫瘤生長，緩解放療、化療的毒性反應，升高白血球，減少癌症胸腔積水，改善消化吸收功能等具有一定的療效。

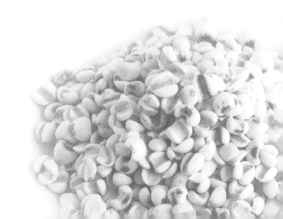

## 食療權威的雙效飲食對策

### 益氣養血、健脾利濕

薏仁粉 50 公克，蓮子 20 公克，紅棗 15 枚，白糖適量。將蓮子、紅棗洗淨，放入鍋內，加水適量，小火煨煮 1 小時。加薏仁粉，邊煨邊攪至黏稠狀，加入白糖，調製成羹即成。當點心食用。本方可益氣養血、健脾利濕，適用於子宮頸癌、大腸癌、食道癌、肝癌等病的輔助治療。

### 防癌抗癌、益氣健脾

薏仁 50 公克，小麥麩 15 公克。將薏仁淘淨，放入鍋中，加水適量，以大火煮沸至八分熟。加入小麥麩攪勻，轉小火煮煨成粥即可。當點心食用。本方可防癌抗癌、益氣健脾，適用於多種癌症的輔助治療。

### 防癌抗癌、益氣健脾

薏仁粉、菱粉各 50 公克，白糖適量。將薏仁粉和菱粉一起放入鍋中，用沸水沖泡，再置於小火上燉 3 ～ 5 分鐘，加白糖調味即可。每日 1 ～ 2 次，溫熱服食。本方可防癌抗癌、益氣健脾，適用於多種癌症的輔助治療，對食道癌、胃癌、子宮頸癌、乳癌尤為適合。

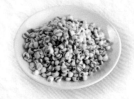

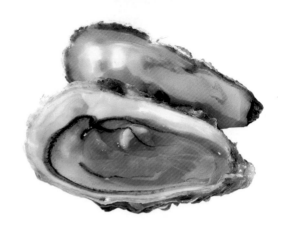

# 牡 蠣

抗癌指數 ★★★★☆

## 防癌功效

　　牡蠣肉含有一種重要的抗癌成分 —— 鮑靈（Paolin）。鮑靈是一種糖蛋白，對多種癌細胞都有抑制作用。牡蠣富含鋅、硒等微量營養素，鋅能促進免疫細胞的產生和功能的發揮，硒則能保護心血管，預防癌症。

## 抗癌實證

實證 *1* 學者採用中國江蘇興化古生物牡蠣和新鮮牡蠣貝殼做動物實驗，證實有增強白老鼠細胞免疫的功能，提高抗癌能力的作用。

實證 *2* 有專家實驗發現，牡蠣肉的無菌水萃取液對白老鼠肉瘤有抑制作用。經臨床應用，全牡蠣 100 公克，石決明、海浮石、海藻、昆布粉、紫菜各 15 公克，以

水煎服，對早期胃癌有一定的輔助治療作用。

實證 *3* 據報導，臨床上用牡蠣與其他藥物配伍，治療胃癌、肺癌、乳癌、食道癌、甲狀腺癌、惡性淋巴癌等，均得到一定的療效。

## 消癌吃法

　　牡蠣的肉質黏滑，味道鮮美，蛋白質含量在 50％左右，可炸、蒸、煮著吃。牡蠣容易感染細菌，腸胃功能弱的人不宜生吃。牡蠣整體形狀完整、結實、光滑、肥壯、肉飽滿，表面無沙和碎殼，肉質金黃，質乾、淡口為上品。

## 食療權威的雙效飲食對策

### 防癌抗癌、滋陰補腎

牡蠣肉、玉米各 60 公克，白米 100 公克，薑絲、鹽各適量。將玉米、白米分別淘淨，同放入鍋內，加水適量，煮粥。把牡蠣肉洗淨，待粥煮開後，加入牡蠣肉、薑絲、鹽攪勻，改用小火煮至牡蠣熟爛即成。早、晚 2 次分食。本方可防癌抗癌、滋陰補腎，適用於甲狀腺癌、胃癌、惡性淋巴癌等病的輔助治療。

### 防癌抗癌、清熱除濕

牡蠣肉 60 公克，嫩豆腐 1 塊，鹽、蒜片、食用澱粉、蝦油各適量。將牡蠣肉洗淨；豆腐切成小塊，備用。油鍋燒熱，將蒜片下鍋煸香，倒入蝦油，加適量水，待煮沸後，加入豆腐、牡蠣肉、鹽。再沸時以食用澱粉勾芡即可。佐餐食用。本方可防癌抗癌、清熱除濕，適用於甲狀腺癌、胃癌等多種癌症的輔助治療。

### 防癌抗癌、化濕消腫

牡蠣肉 30 公克，冬瓜 200 公克，蝦米、香菇各 15 公克，鹽適量。將牡蠣肉洗淨後切片；香菇泡發後洗淨，切片；冬瓜去皮，洗淨後，切成塊。油鍋燒熱，加入冬瓜塊煸炒片刻，再投入蝦米、香菇片、牡蠣片。加水後用大火煮沸，改用小火煨煮熟，加鹽拌勻即成。佐餐食用。本方可防癌抗癌、化濕消腫，適用於甲狀腺癌、胃癌、惡性淋巴癌等病的輔助治療。

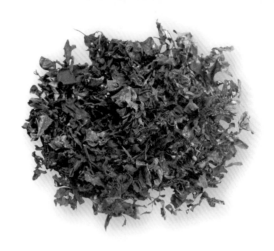

# 海藻

抗癌指數 ★★★★☆

## 防癌功效

海藻中多醣類對大腸癌有明顯的抑制作用。實驗研究證實，海藻的萃取物對子宮頸癌 U-14、肉瘤 -180 及淋巴 1 號腹水癌有一定的抑制作用。

## 抗癌實證

實證 **1** 中國北京某醫院眼科曾以海藻、夏枯草、昆布、土茯苓、石葦等加水煎服，治癒 1 例眼眶內腫瘤；服藥期間，每日 1 劑，共服 223 劑，期間未用其他任何中西藥。

實證 **2** 美國的教授曾親自指導一位罹患攝護腺癌，已有淋巴、骨髓廣泛轉移的患者連續吃 3 年海藻、青菜、水果等天然食品，幫助病人消除了腫瘤。

實證 **3** 中國廣州某醫學院有一治療食道癌的食療方，取海藻 5 份，水蛭 1 份，共研為粉，每日 2 次，每次 6 公克，以料酒沖服，連服 1 ～ 2 個月，據稱對食道癌有一定臨床療效。

## 消癌吃法

中醫一直將海藻作為軟堅散結之要藥應用於臨床，也常配以海帶等治療甲狀腺、頭頸部、消化道及肺部等處的良性、惡性腫瘤，尤其是治療甲狀腺腫瘤。海藻性寒，脾胃虛寒而便溏不實者不宜食用。

# 食療權威的雙效飲食對策

### 消痰抗癌、軟堅散結

　　海藻 15 公克。將海藻用冷開水輕輕漂洗後入鍋，加水濃煎 2 次，每次 30 分鐘，合併 2 次煎液，煮至 300 毫升。當茶飲，每日 2 次，每次 150 毫升，用溫開水沖淡飲用。本方可消痰抗癌、軟堅散結，適用於甲狀腺腫瘤、胃癌、大腸癌的輔助治療。

### 防癌抗癌、補虛養血

　　海藻 15 公克，紅棗 15 枚，玉米 100 公克。將海藻漂洗乾淨，備用。紅棗、玉米淘淨後同入砂鍋，加水適量，大火煮沸後，改用小火煨煮 30 分鐘。調入海藻及其浸泡汁，繼續煨煮至粟米熟爛即成。早、晚各 1 次，溫熱服食。本方可防癌抗癌、補虛養血，適用於甲狀腺、消化道、肺部及淋巴系統各種惡性腫瘤的輔助治療。

### 防癌抗癌、宣肺化痰

　　海藻、海帶各 15 公克，甜杏仁 10 公克，薏仁 60 公克。海藻、海帶、甜杏仁分別洗淨，加水煎汁。煎液與洗淨的薏仁同熬成粥。早、晚各 1 次，溫熱服食。本方可防癌抗癌、宣肺化痰，適用於甲狀腺、消化道、肺部和淋巴系統各種惡性腫瘤的輔助治療。

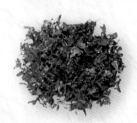

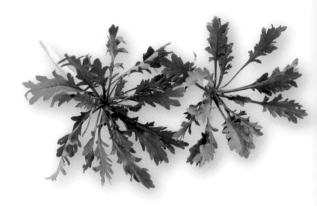

# 薺菜

抗癌指數 ★★★☆☆

## 防癌功效

　　薺菜中的延胡索酸是防癌的主要活性物質，薺菜有類似麥角鹼的作用，其浸劑對離體腸管、膀胱、子宮平滑肌等均有明顯收縮作用。薺菜所含的吲哚類化合物、芳香異硫氰酸鹽可抑制癌細胞產生，有防癌功效。

## 抗癌實證

實證 **1** 有學者進行動物對照實驗研究時發現，對照組的 12 隻白老鼠中有 10 隻發生肝腫瘤，而薺菜輔助治療組的白老鼠其肝臟大小、重量均正常，表面光滑，病理檢查未發現有肝癌。

實證 **2** 日本科學家發現，薺菜對動物腫瘤及致癌物誘發腫瘤有抑制作用，與佛耳草配伍用，可輔助治療消化系統癌症（胃癌、胰腺癌、肝癌）和慢性萎縮性胃炎。

### 消癌吃法

　　準備 150 公克新鮮薺菜和 100 公克白米，將薺菜洗淨，切好備用。白米淘淨後入鍋，加水適量，大火煮沸後改小火煮成稠粥，粥將成時加入薺菜，再煮 5 分鐘即成，早、晚 2 次分食。本方可防癌抗癌、平肝降壓。食用薺菜無明顯禁忌，但德國麻疹患者應忌食。

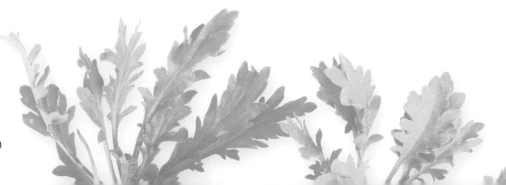

# 食療權威的雙效飲食對策

### 防癌抗癌、清熱解毒

　　薺菜 200 公克，蒜泥 20 公克，香油、鹽、醋各適量。將薺菜洗淨，切段，燙熟，撈出晾涼，加蒜泥、香油、鹽、醋拌勻即成。佐餐食用。本方可防癌抗癌、清熱解毒，適用於多種癌症的輔助治療及慢性腸炎、血脂異常等病症的調養。

### 防癌抗癌、補腎壯陽

　　薺菜 300 公克，蝦米 10 公克，薑末、蔥花、料酒、鹽各適量。將蝦米泡發後，控去水；薺菜汆燙後，撈出晾涼，切成段。油鍋燒熱，用蔥花、薑末熗鍋，投入蝦米，下薺菜，翻炒，烹料酒，撒鹽出鍋即成。佐餐食用。本方可防癌抗癌、補腎壯陽，適用於多種癌症的輔助治療。

### 防癌抗癌、益氣降壓

　　豆腐、薺菜各 200 公克，胡蘿蔔、水發香菇各 30 公克，食用澱粉、鹽、高湯各適量。將洗淨的薺菜切成細末；香菇去蒂，洗淨，切成小丁；豆腐切成小丁。油鍋燒熱，放入豆腐、香菇、胡蘿蔔、薺菜翻炒片刻，再加入高湯、鹽燒開，以食用澱粉勾芡即成。佐餐食用。本方可防癌抗癌、益氣降壓，適用於多種癌症的輔助治療。

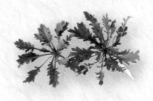

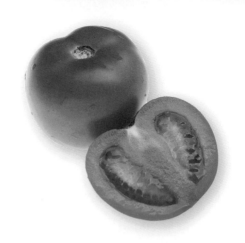

# 番茄

抗癌指數 ★★★☆☆

## 防癌功效

　　番茄中所含的番茄素，可以增強人體免疫力，對預防胃癌、胰腺癌、子宮頸癌有良效；番茄中維生素 C 含量高，能阻斷致癌物質亞硝胺在體內的合成；番茄中的穀胱甘肽有顯著的抗癌作用，人體中的穀胱甘肽濃度上升時，癌症發生率會明顯下降；番茄中含有較多的膳食纖維，具有通便功效，對預防大腸癌作用尤其明顯。

## 抗癌實證

實證 **1** 據《世界科技譯報》報導，每週吃 4 次配有番茄的膳食，患攝護腺癌的機會可減少 20％，每週吃 8 餐配有番茄的膳食則可降低 50％。

實證 **2** 美國哈佛大學公共衛生學院的研究表明，喜愛吃番茄及其製品，如披薩和番茄醬的男子，患攝護腺癌的可能性比一般人低 45％。這是研究人員對 4.7 萬名 40 ～ 75 歲男子進行歷時 6 年的研究後得出的結論。

## 消癌吃法

　　美國的研究提示，進食番茄醬和塗有乳酪和番茄醬的餡餅具有較佳的防癌作用。為了充分吸收番茄紅素，做菜燒湯時，番茄應先用植物油炒一下，讓番茄紅素充分溶解出來。急性腸炎、菌痢及潰瘍活動期患者，不宜食用番茄，否則會加重病情。

# 食療權威的雙效飲食對策

### 防癌抗癌、降壓調脂

　　番茄 200 公克，優酪乳 200 毫升。將番茄用溫水浸泡片刻，洗淨，連皮切碎，放入果汁機中榨汁，加優酪乳拌勻即可。早、晚 2 次分飲。本方可防癌抗癌、降壓調脂，適用於胃癌、食道癌等病的防治。

### 防癌抗癌、益氣養胃

　　番茄醬 30 公克，新鮮香菇 200 公克，鹽、白糖、香油各適量。將香菇去雜洗淨，切片，放入沸水鍋汆燙一下，撈出沖涼，瀝水。炒鍋上火，放入香油和番茄醬炒至濃稠，將香菇下入鍋中，加入鹽、白糖。再加水，用大火燒沸，然後改用小火稍煮，至香菇熟即可。佐餐食用。本方可防癌抗癌、益氣養胃，適用於胃癌、食道癌等病的防治。

### 防癌抗癌、生津止渴

　　番茄 300 公克，白糖適量。將番茄洗淨，去皮，切碎，放入果汁機中，榨汁，加白糖調味，用溫開水沖調即可飲用。上、下午分飲。本方可防癌抗癌、生津止渴，適用於胃癌、攝護腺癌等病的輔助治療。

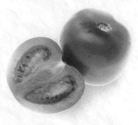

# 薑

抗癌指數 ★★★☆☆

## 防癌功效

　　據現代藥理研究，薑的萃取物對白老鼠肉瘤 -180（腹水型）體內試驗抑瘤率達 51.8％，具有明顯的抗癌活性。試驗證明，黃麴毒素 $B_1$（20 微克／公斤體重）即可使白老鼠發生肝癌。高良薑對黃麴毒素 $B_1$ 的抑制率高達 100％。

## 抗癌實證

實證 *1* 據報導，德國科學家發現生薑汁能在一定程度上抑制癌細胞生長，生薑對艾氏腹水癌有抑制作用。

實證 *2* 日本大阪漢醫研究所試驗了 800 種生藥，發現乾薑水萃取液體外對人子宮頸癌細胞有明顯抑制作用，抑制率高達 90％以上。

## 消癌吃法

　　薑為「嘔家聖藥」，消化道癌或接受化療的患者常有嘔吐症狀，薑的止嘔效果頗佳。具體用法是，嚼服薑，嚥下其汁，把渣吐掉；或將薑片含咽；或用薑煮湯代茶。

　　肺癌患者多痰，也可嚼食薑或將薑擠汁，與鮮竹瀝同飲。食道癌患者常因食道堵塞而致口中痰涎增多，吃些薑汁也有好處。

　　胃癌患者手術後，常發生腹瀉，可將乾薑與烏梅一起煎湯加白糖飲用。腐爛的薑會產生黃樟素等有害物質，食用後影響肝臟代謝功能，因此切不可誤食腐爛的薑，以免導致身體不適。

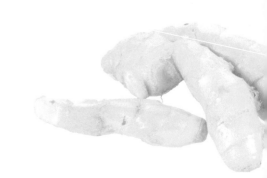

## 食療權威的雙效飲食對策

### 補血抗癌、散寒止嘔

乾生薑（或高良薑）6 公克，紅棗 15 枚，白米 100 公克。將乾生薑洗淨，切碎，剁成細末；紅棗洗淨，與淘淨的白米同入鍋中，加水適量，煨煮成稠粥。粥將成時加入薑末，調勻，再煮 1 ～ 2 沸即成。早、晚用餐時分 2 次溫服。本方可補血抗癌、散寒止嘔，適合消化道惡性腫瘤患者出現脾胃虛寒、反胃嘔吐、泛吐清水、腹痛便溏時服食。

### 解毒散寒、止嘔防癌

鮮生薑 200 公克，茶葉 5 公克。將鮮生薑洗淨，在冷開水中浸泡 30 分鐘，取出後切片，放入果汁機中絞碎壓榨取汁，過濾後，裝瓶貯存於冰箱備用。將茶葉放入杯中，每次加 3 滴生薑汁，用沸水沖泡，加蓋燜 15 分鐘即可。當茶飲用，一般可沖泡 3 ～ 5 次。本方可解毒散寒、止嘔防癌，適用於癌症放療、化療時出現噁心嘔吐等症。

### 益脾抗癌、溫中止嘔

鮮生薑 50 公克，牛奶 250 毫升，蜂蜜 30 公克。將鮮生薑洗淨，涼開水中浸泡 30 分鐘取出，連皮拍碎，入鍋，加水適量，煎取濃汁 100 毫升。將生薑汁兌入牛奶中，小火煮沸，停火時立即調入蜂蜜，拌勻即成。早、晚 2 次分服。本方可益脾抗癌、溫中止嘔，適用於食道癌、肝癌等的輔助治療。

# 苦瓜

抗癌指數 ★★★☆☆

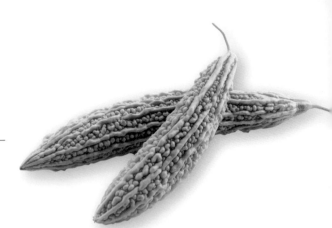

## 防癌功效

苦瓜中含有幾種具有明顯抗癌生理活性的蛋白質，這些蛋白質能夠激發體內免疫系統的防禦功能，增強免疫細胞的活性，「吃掉」有毒細胞、異常細胞和致癌物；苦瓜中所含的苦味素可抑制惡性腫瘤分泌蛋白質，防止癌細胞生長和擴散；在苦瓜種子中提煉出一種胰蛋白酶抑制劑，可以抑制癌細胞所分泌出來的蛋白酶，從而阻止惡性腫瘤的擴大。

## 抗癌實證

實證 **1** 日本醫生曾用苦瓜全植株的浸出液給一位淋巴細胞性白血病患者進行治療，發現可使血紅蛋白明顯增加。

實證 **2** 日本研究人員發現，苦瓜中含維生素 $B_{17}$，維生素 $B_{17}$ 的主成分是氰化物、苯甲醛和葡萄糖。這種氰化物化學性質並不活潑，對於正常的人體細胞不產生破壞作用，但對癌細胞卻能有較強的殺傷力。

## 消癌吃法

苦瓜多作為其他菜的配料，如用苦瓜燜魚，魚肉塊不沾苦味，因此苦瓜又有「君子菜」的美名。將苦瓜洗淨，切片，晒乾或烘乾，研成極細的粉。口服每日 3 次，每次 10 公克，可以輔助治療乳癌、胃癌等多種癌症及糖尿病、暑熱症、慢性胃炎等病症。

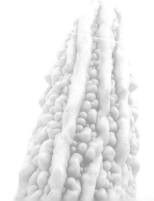

## 食療權威的雙效飲食對策

### 防癌抗癌、降血糖

　　苦瓜 1 個，冰糖 10 公克，白米 50 公克。將白米淘淨；苦瓜洗淨，去瓤和籽，切丁。將白米與苦瓜丁一起煮粥。待粥將好時加入冰糖調化，拌勻即可。佐餐食用，早、晚 2 次分食。本方可防癌抗癌、降血糖，適用於多種癌症的輔助治療。

### 防癌抗癌、清熱祛暑

　　苦瓜 1 個，白糖適量。將苦瓜洗淨，放果汁機榨汁。去渣取汁，加入白糖後拌勻即可。早、晚 2 次分食。本方可防癌抗癌、清熱祛暑，適用於多種癌症的輔助治療。

### 防癌抗癌、解熱清心

　　苦瓜 1 個，蜂蜜 20 毫升，牛奶 200 毫升。將苦瓜洗淨，去籽後切成片，放入果汁機中榨汁，將汁液倒入杯中，兌入蜂蜜和牛奶，拌勻即成。早、晚 2 次分飲。本方可防癌抗癌、解熱清心，適用於多種癌症的輔助治療及高血壓病、血脂異常、習慣性便祕的調養。

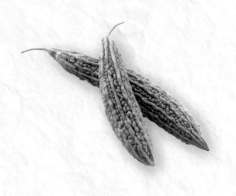

# 辣椒

抗癌指數 ★★★☆☆

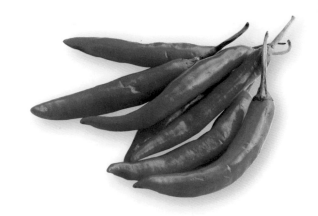

## 防癌功效

　　辣椒含有豐富的辣椒素。在正常細胞轉化為腫瘤細胞的過程中，二甲胺（DMN）這種化學物質可使正常細胞發生突變，而在加入辣椒素之後，DMN 致突變的作用消失。這是因為辣椒素與體內細胞素 P-450 的生物酶相互作用，終止了細胞的癌變。同時，辣椒含有的維生素 C、胡蘿蔔素等抗癌物質也十分豐富。

## 抗癌實證

實證 *1* 美國有關專家曾到印度、韓國等酷愛吃辣椒的國家進行過調查，發現吃過多辣椒的地區會引發大量大腸癌，但少量食辣椒地區的居民，肝癌發生率遠較不食辣椒地區的人群低。

實證 *2* 中國上海某醫學院教授以實驗證明，牛乳和 4％辣椒煎液可使胃黏膜上皮細胞加速合成攝護腺素，從而提高胃黏膜的屏障作用，降低胃癌的發生率。

## 消癌吃法

　　如果辣椒素攝取量過多，易造成口腔及食道和胃黏膜充血、水腫，腸蠕動增強，肝臟吸收後反而有一定的致癌性。尤其是患有食道癌、喉炎、眼結膜炎、牙疼、痔瘡、肺結核、高血壓病的患者，盡量少吃或不吃。若攝取適量辣椒素，消化道吸收後，則對人體有益，並具有抗癌效果。

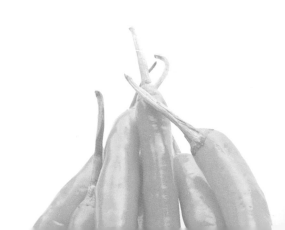

# 食療權威的雙效飲食對策

### 防癌抗癌、散寒減肥

　　紅辣椒 1 個，芹菜 200 公克，香油、鹽各適量。將洗淨的芹菜切段，入沸水中汆燙一下，撈出。辣椒洗淨切絲，拌入芹菜。加鹽拌勻，淋上香油即成。佐餐食用。本方可防癌抗癌、散寒減肥，適用於多種癌症的輔助治療。

### 防癌抗癌、通絡止痛

　　青椒 2 個，豆腐 200 公克，香油、鹽、白糖、蒜末各適量。將豆腐洗淨，切塊放入碗中；青椒去蒂洗淨，切成末，撒在豆腐上，加入鹽、白糖、蒜末，再淋上香油，拌勻即成。佐餐食用。本方可防癌抗癌、通絡止痛，適用於多種癌症的輔助治療。

### 防癌抗癌、溫胃散寒

　　辣椒 30 公克，白米 100 公克，鹽適量。將辣椒洗淨，去籽，切成細絲，與淘淨的白米同入鍋中，用中火煨煮成粥，加鹽，再稍煮幾分鐘即成。早、晚 2 次分食。本方可防癌抗癌、溫胃散寒，適用於多種癌症的輔助治療。

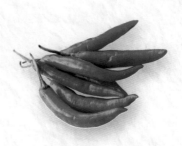

# 無花果

抗癌指數 ★★★☆☆

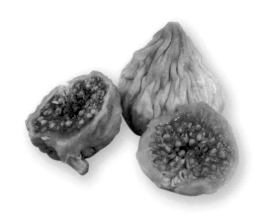

## 防癌功效

　　無花果的抗癌功能來自各種內含物質的綜合作用，無花果中含有維生素 A、維生素 C、維生素 D 和 β- 葡聚醣。維生素 A 能阻止亞硝胺的形成，維生素 C 可抑制癌細胞的發展，維生素 D 能分解人體內已形成的亞硝胺，β- 葡聚醣可以幫助消滅已形成的癌細胞。

## 抗癌實證

實證 **1** 中國四川簡陽人民醫院將無花果製成片劑、沖劑，用於治療胃癌等惡性腫瘤，使部分患者病情得到了緩解，延長了生存期。

實證 **2** 江蘇省腫瘤輔助治療研究所和南京農業大學完成的一項研究成果表明，無花果具有明顯的抗癌、防癌作用，能增強人體免疫功能。

實證 **3** 中國浙江中醫學院腫瘤研究室以無花果為主藥治療大腸癌取得一定療效。

## 消癌吃法

　　無花果具有廣泛抗癌作用，可用於治療多種惡性腫瘤，且無毒副作用，並能補脾健胃，又可作水果生食，是腫瘤患者輔助治療的良品。可選取夏秋季採收的成熟無花果 6 枚，用冷開水洗外皮，剝開，慢慢嚼食，慢慢嚥下。每日 2 次，每次 3 枚，長期服食。有健胃防癌、清熱解毒的功效，適用於各類癌症的輔助治療。

# 食療權威的雙效飲食對策

### 利咽抗癌、解毒消腫

無花果 100 公克，蜂蜜 30 毫升。將無花果洗淨，剖開，放入砂鍋，加水適量，小火煨煮成糊狀，稍晾，調入蜂蜜即成。早、晚 2 次分服。本方可利咽抗癌、解毒消腫，適用於鼻咽癌、食道癌、大腸癌、膀胱癌、肝癌、肺癌等病的輔助治療。

### 止瀉抗癌、補脾健胃

無花果粉 30 公克，黑糖適量。無花果粉用沸水沖泡，加蓋燜 10 分鐘。當茶飲用，飲用時可加黑糖拌勻調服。每日 1 劑，上、下午分飲。本方可止瀉抗癌、補脾健胃，適用於腫瘤患者出現的脾胃虛弱、消化不良、飲食減少、便溏腹瀉。

### 防癌抗癌、健脾止瀉

無花果粉 30 公克，白米 100 公克，黑糖 20 公克。將白米淘淨後入鍋，加水適量，小火煨煮成稀飯。粥成時調入無花果粉、黑糖，拌勻，再煮沸片刻即可食用。當早餐食用。本方可防癌抗癌、健脾止瀉，適用於咽喉癌、胃癌、食道癌、子宮頸癌、膀胱癌等多種癌症的輔助治療。

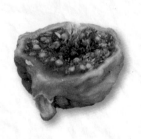

# 扁豆

抗癌指數 ★★★☆☆

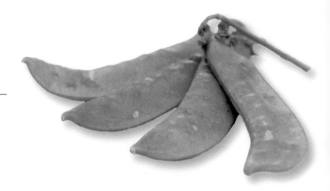

## 防癌功效

扁豆所含的植物性血球凝集素能使惡性腫瘤細胞發生凝集反應，使腫瘤細胞表面結構發生變化，進而抑制癌細胞的生長。扁豆含有的植物性血球凝集素可促進淋巴細胞轉化，從而增強人體對腫瘤的免疫能力。

## 抗癌實證

**實證 1** 中國上海某醫院曾以 100 例惡性腫瘤患者的免疫球蛋白 G 和免疫球蛋白 A 為檢測樣本，發現生地扁豆湯（生地黃、扁豆、黨參、黃耆、龜板）能提高患者的細胞免疫功能。以此方治療 56 例惡性腫瘤患者，有效率達 53.6％。

**實證 2** 有研究報導指出，扁豆有提高鼻咽癌患者淋巴細胞轉化率的功能。抗癌藥理體外試驗研究亦證實，扁豆有抑制癌細胞生長的作用。

## 消癌吃法

在腫瘤輔助治療臨床實踐中，全球皆有用扁豆葉汁治療胃癌的報導，所用的具體方法是以鮮扁豆葉 750 公克，壓榨其青汁，不拘多少，時時飲服。

現代著名老中醫岳美中（1900 - 1982）在論述老年病補法臨床應用時，曾強調扁豆粥專補脾胃。有些老中醫治療久痢不止，就用白扁豆和白朮同煮糯米煨燉成粥服食，療效顯著。

## 食療權威的雙效飲食對策

### 解毒抗癌、補虛健脾

　　扁豆粉 30 公克，白米 100 公克，黑糖、薑絲各適量。將白米淘淨後入鍋，加水適量，先以大火煮沸，加扁豆粉、薑絲，攪拌均勻，轉小火煨燉至粥呈黏稠狀，調入黑糖，煮沸即成。早、晚 2 次分服，溫熱食用。本方可解毒抗癌、補虛健脾，適用於胃癌、大腸癌等病的輔助治療。

### 解毒抗癌、健脾祛濕

　　扁豆 50 公克，木瓜 30 公克。將扁豆洗淨；木瓜洗淨後，切片，與扁豆同入砂鍋，加水濃煎 2 次，每次 45 分鐘，合併 2 次濾液。早、晚 2 次分服，溫熱食用。本方可解毒抗癌、健脾祛濕，適用於胃癌、大腸癌患者及術後放療、化療出現脾胃虛弱、腸炎腹瀉等症的調養。

### 解毒抗癌、補虛益氣

　　扁豆粉、薏仁、蓮子各 30 公克，紅棗 15 枚，黑糖適量。將薏仁、蓮子、紅棗用冷水泡發，紅棗去核。以上 3 味洗淨後，入砂鍋，加水適量，先以大火煮沸，調入扁豆粉，拌勻。再以小火煨煮 1 ～ 2 小時，待薏仁、蓮子煮爛並黏稠時，加黑糖攪和均勻即成。早、晚 2 次分服。本方可解毒抗癌、補虛益氣，適用於多種癌症的輔助治療。

# 木瓜

抗癌指數 ★★★☆☆

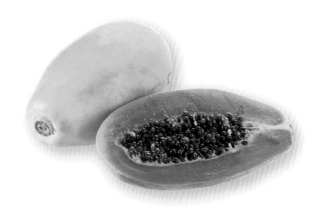

## 防癌功效

　　木瓜含有一種酵素（消化酶），能消化蛋白質，可助消化、利吸收，消化不良和腸胃疾病患者食之大有裨益。適用於乳癌、肺癌、食道癌、子宮頸癌、大腸癌及癌症術後腸黏連等患者。

## 抗癌實證

實證 **1** 實驗研究證明，木瓜萃取物對試管內培養的動物腫瘤細胞有明顯抑制作用。木瓜對艾氏腹水癌細胞、肉瘤-180 及人體子宮頸癌細胞 JTC-26 株有抑制作用。

實證 **2** 研究發現，木瓜的抑癌作用雖不如化學抗癌藥 5-氟尿嘧啶，但毒性遠比 5-氟尿嘧啶要輕，而且木瓜的抗癌有效成分比較穩定，專家們已研製出有明顯抑癌作用的木瓜產品。

## 消癌吃法

　　目前，木瓜及木瓜製劑主要用於乳癌、肺癌、食道癌、子宮頸癌、大腸癌及癌症術後腸黏連等病的治療。

　　木瓜 30 公克，當歸 25 公克，加水 400 毫升，煎至 200 毫升，去渣，每日 3 次，用略加熱的黃酒服下，經觀察，其輔助治療效果良好。木瓜裡的酵素能幫助分解蛋白質，減低腸胃的工作量。飯後吃點木瓜，可預防消化系統癌變。

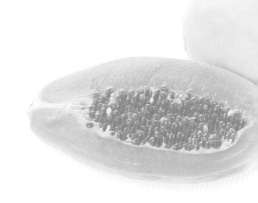

## 食療權威的雙效飲食對策

### 止痛抗癌、祛濕舒筋

木瓜 30 公克，紅棗 10 枚。先將紅棗洗淨，去核，與木瓜共切成細末，放入杯內，用沸水沖泡，加蓋燜 15 分鐘即可飲用。當茶，適量飲服，一般可沖泡 3 ～ 5 次。本方可止痛抗癌、祛濕舒筋，適用於腹腔腫瘤疼痛不止者。

### 強身抗癌、健脾和胃

木瓜 2 個，蜂蜜 300 毫升，生薑片 30 公克。木瓜洗淨，去皮、核，切片，與生薑片同入鍋內，加水適量濃煎 2 次，合併 2 次煎液，再以小火熬至稀稠狀，調入蜂蜜即成。放入冰箱密封保存。每日食用以溫水送服，早、晚各 1 次，每次約 15 毫升。每日 2 次，每次約 15 毫升，溫開水送服。本方可強身抗癌、健脾和胃，適用於乳癌、消化道癌症的輔助治療。

### 止痛抗癌、舒筋活絡

木瓜 1 個，白米 100 公克，白糖適量。將木瓜洗淨，去皮、核，切碎。白米淘淨後入鍋，加水適量，小火煨煮成稠粥，粥成時調入木瓜肉，再煮片刻，加白糖，拌勻即成。早、晚 2 次分服。本方可止痛抗癌、舒筋活絡，適用於胃癌、腸癌等病的輔助治療。

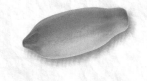

# 白木耳

抗癌指數 ★★★☆☆

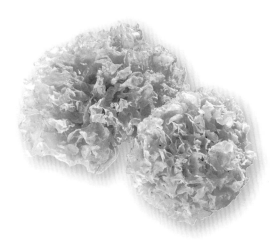

## 防癌功效

白木耳所含的有效抗癌成分為酸性白木耳多醣,白木耳多醣抗癌機制不同於細胞毒類藥物的直接殺傷作用,而是透過提高人體免疫功能,間接抑制腫瘤的生長。多醣 A 具有一定的抗放射作用,對鈷 -60、γ 射線所致放射線損傷有保護作用,該成分還能調動淋巴細胞,加強白血球的吞噬能力,興奮骨髓造血功能,控制惡性腫瘤。

## 抗癌實證

實證 1 體內實驗研究證明,從白木耳中提取的多醣類物質能提高白血病患者淋巴細胞的轉化率,不僅能激發 B 細胞轉化,還具有激發 T 細胞的功能。

實證 2 現代醫學研究表明,白木耳中的多醣具有抗癌作用,對 S-180 荷瘤白老鼠腫瘤有很強的抑制作用。

## 消癌吃法

白木耳對放化療引起的造血系統不良反應有良好的治療作用,對陰虛證候者尤為適宜。取白木耳 10 公克,泡發後加冰糖適量燉服,常食既可預防癌症,又可輔助治療腫瘤患者放療或化療後引起的口乾咽燥、津液虧損等症。

白木耳本身應無味道,選購以乾燥、色白、朵大、體輕、有光澤、膠質厚者為上品。

## 食療權威的雙效飲食對策

### 防癌抗癌、滋陰潤肺

　　水發白木耳 10 公克，紅棗 5 枚，白米 100 公克。白木耳用冷水泡發並洗淨；白米、紅棗淘洗乾淨，加水煮至半熟，加入泡發好的白木耳，煮至粥熟爛即成。每日 1 劑，溫熱服用。本方可防癌抗癌、滋陰潤肺，適用於多種癌症的輔助治療，對放化療毒副作用及痔瘡出血等症有輔助治療作用。

### 防癌抗癌、滋陰補氣

　　水發白木耳 20 公克，豆漿 500 毫升，雞蛋 1 個。白木耳用水泡發；雞蛋打入碗中，用筷子攪勻，待用。煮豆漿時將白木耳放入，豆漿煮幾沸以後，倒入攪勻的蛋液，蛋熟後即成。隨早餐飲用。本方可防癌抗癌、滋陰補氣，適用於肝癌、白血病等多種癌症的輔助治療。

### 防癌抗癌、安定心神

　　水發白木耳 20 公克，桂圓 15 公克，白糖適量。白木耳泡發洗淨，入鍋，加水，放入桂圓和白糖，以小火煨至汁黏稠，當點心食用。本方可防癌抗癌、安定心神，適用於多種癌症的輔助治療，以及放化療和手術後氣血兩虛、虛勞咳嗽、虛煩失眠等症的調養。

# 海帶

抗癌指數 ★★★☆☆

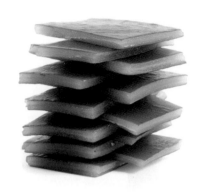

## 防癌功效

　　海帶中含有一種能誘導癌細胞「自殺」的「U- 岩藻多醣類物質」；海帶等藻類植物因含有微量營養素碘，對預防乳癌很有效；海帶中的鈣具有防止血液酸化的作用，而血液酸化正是導致癌變的因素之一。甲狀腺癌、肺癌、乳癌、惡性淋巴腫瘤、消化道惡性腫瘤，以及婦科腫瘤等患者在服用中藥治療的同時，輔以海帶等藥膳食療，對控制腫瘤生長，甚至縮小、消散腫塊具有一定的療效。

## 抗癌實證

**實證** **1** 長期食用海帶的日本女性乳癌發病率很低，絕經前女性乳癌患病率是美國的 1 ／ 3，絕經後婦女乳癌患病率僅為美國的 1 ／ 9。

**實證** **2** 中國廣西某腫瘤研究所對海帶進行抗誘變研究表明，海帶有抑制突變的作用，提示用海帶預防人類癌症會有一定價值。

## 消癌吃法

　　海帶被推薦為多種癌症患者常用的藥膳食療佳品，或湯或粥，或茶或羹，對防癌抗癌均有一定效果。但長期大量食用海帶，會造成攝碘過多，造成「高碘甲狀腺腫」。海帶以厚、長、色濃黑褐或深綠，邊緣無碎裂或黃化為佳。食用海帶之前，須將海帶在水中浸泡約 6 小時，勤換水。脾胃虛寒而便溏不實者不宜食用。

## 食療權威的雙效飲食對策

### 防癌抗癌、消痰利水

　　水發海帶 50 公克、白米 100 公克，鹽適量。將海帶泡發洗淨後切碎；白米淘洗後入鍋，加水適量，煨煮成稠粥。粥成時調入切碎的海帶，加鹽，拌勻後繼續煨煮至沸即成。早、晚 2 次分服，溫熱食用。本方可防癌抗癌、消痰利水，適用於甲狀腺癌、胃癌、大腸癌、乳癌等病的輔助治療。

### 防癌抗癌、滋陰補血

　　水發海帶 30 公克，豬肉 150 公克，鹽、桂皮、八角各適量。海帶泡發，洗淨後切成細絲；豬肉洗淨切成小塊。海帶、豬肉和桂皮、八角一起入鍋，加水，以小火煨成爛泥狀，加鹽調味，盛入盤中，晾成凍即成。佐餐食用。本方可防癌抗癌、滋陰補血，適用於甲狀腺癌等病的輔助治療。

### 防癌抗癌、散瘀消腫

　　水發海帶 30 公克，白蘿蔔 150 公克，鹽、蒜末、香油各適量。將海帶泡發洗淨後切絲；白蘿蔔洗淨，連皮切成細條。白蘿蔔條與海帶絲同入鍋中，加水適量，小火煨煮至白蘿蔔條熟爛。加鹽、蒜末，調勻後淋入香油即成。佐餐食用。本方可防癌抗癌、散瘀消腫，適用於多種癌症的輔助治療。

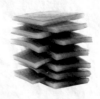

# 泥鰍

抗癌指數 ★★★☆☆

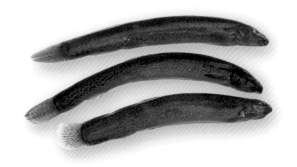

## 防癌功效

泥鰍富含維生素 A 和維生素 B 群等，現代醫學研究表明，其所含的維生素綜合作用於人體，有較好的防癌抗癌、保健強身的功效，是一味上好的抗癌佳品。泥鰍性平味甘，可暖中益氣，解毒祛濕，其黏滑液有解毒消腫的作用。

## 抗癌實證

實證 *1* 日本民間使用泥鰍製品治療乳癌，已取得一定療效。

實證 *2* 泥鰍身上的黏滑液，在中醫臨床應用中被稱為「泥鰍滑液」，具有特殊的藥用價值。臨床用其與生鵝血、韭菜汁等飲服，可治療食道癌、賁門癌、胃癌。

實證 *3* 臨床研究中，泥鰍能明顯促進黃疸消退及轉胺酶下降，可治療急性肝炎，對肝功能的恢復和防止遷延性肝炎及慢性肝炎

惡變有明顯的作用，進一步提示泥鰍具有明顯的保肝防癌功效。

消癌吃法

泥鰍既可煮可燒，又可燉可炒。食用泥鰍必須燒煮熟透，否則會感染寄生蟲病。泥鰍雖然性平，但略偏涼，夏天吃最好。泥鰍肉質細嫩，鬆軟可口，進食後又易於人體消化吸收，對腫瘤患者特別是中老年人的防癌保健食療尤為適宜。

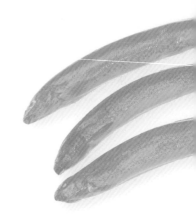

## 食療權威的雙效飲食對策

### 防癌抗癌、暖中益氣

　　泥鰍肉、白米各 200 公克，火腿丁 25 公克，蔥段、薑末、料酒、鹽各適量。將泥鰍肉處理乾淨放入碗中，加入蔥段、薑末、料酒、鹽、火腿丁等，上鍋蒸至熟爛，去魚刺、魚頭。另將白米淘淨入鍋，加水，用大火燒開，再轉小火熬煮成稀飯，加入泥鰍肉稍煮即成。日服 1 劑，早、晚 2 次分食。本方可防癌抗癌、暖中益氣，適用於多種癌症的輔助治療。

### 防癌抗癌、調中益氣

　　泥鰍肉 300 公克，薑片、鹽、蒜泥、醬油各適量。將泥鰍肉洗淨，切段。油鍋燒熱，用蒜泥熗鍋，加水，再放入薑片、鹽、醬油，燒沸後將泥鰍放入鍋中，加水用大火煮沸後轉小火，燒至湯汁起膠狀時即成。佐餐食用。本方可防癌抗癌、調中益氣，適用於多種癌症的輔助治療。

### 防癌抗癌、補中益氣

　　泥鰍肉、豆腐各 250 公克，薑片、鹽、料酒、香油各適量。將泥鰍肉洗淨，切段，與切成小方塊的豆腐及薑片一起入鍋，加水適量，用大火煮沸。加鹽、料酒調味，轉小火燉熟，淋上香油即成。佐餐食用。本方可防癌抗癌、補中益氣，適用於多種癌症的輔助治療。

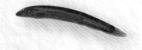

# 優酪乳

抗癌指數 ★★★☆☆

## 防癌功效

優酪乳含有多種維生素和葉酸、菸酸等，還含有大量乳酸、乳酸鈣等保護因子，其抗癌作用表現為所含各種活性物質的協同作用。乳酸可促使腸道內正常菌群的增殖，抑制腐敗菌的生長，有效地減少腐敗菌蛋白質分解後所產生的毒素的堆積，從而發揮防癌抗癌的效果。

## 抗癌實證

實證 **1** 有學者將優酪乳及乳酪萃取物 —— 乳酸桿菌餵給預先植入癌細胞的白老鼠，結果有50％的白老鼠能保持不長癌。

實證 **2** 資料報導，美國科學家在實驗中發現，將接種並感染移植癌的實驗鼠分作兩組，一組用優酪乳餵養，另一組餵一般飼料。結果餵優酪乳的老鼠腫瘤明顯受到抑制，癌細胞增長較另一組降低 30％～ 50％。

## 消癌吃法

優酪乳一般不宜空腹飲用。優酪乳中含有的乳酸桿菌在 pH 值 5.4 以上的環境中生長繁殖良好，而在 pH 值 2 以下的環境中則難以存活。由於人在空腹時胃酸含量較高，pH 值多在 2 以下，飯後才維持 pH 值 3 ～ 5 以上的狀態。因此，飲用優酪乳的最佳時間，一般在飯後 1 ～ 2 小時之內，可以最大限度地發揮其滋養補益和防癌抗癌的功效。

# 食療權威的雙效飲食對策

### 防癌抗癌、補益脾胃

　　優酪乳 200 毫升，橘子汁 50 毫升，白糖適量。將新鮮橘子汁、白糖放入優酪乳中，調勻即成。隨早餐食用。本方可防癌抗癌、補益脾胃，適用於防癌及放化療、術後體質虛弱及食慾缺乏者。

### 抗癌益壽、生津潤腸

　　優酪乳 250 毫升，白米 50 公克，白糖適量。先將白米淘淨，入鍋，加水適量煮成稠粥。粥成後兌入優酪乳，加白糖，攪拌均勻即成。隨早餐食用。本方可抗癌益壽、生津潤腸，適合癌症患者術後及放化療期間飲用。

### 扶正抗癌、促進消化

　　優酪乳 250 毫升，新鮮無花果 1 個，蜂蜜 10 毫升。將無花果去皮，用果汁機打成汁，去渣取汁，用優酪乳和蜂蜜拌勻即可。早、晚各 1 次，溫熱服食。本方可扶正抗癌、促進消化，適用於癌症患者術後體質虛弱、食慾缺乏。

### 補益抗癌

　　優酪乳 250 毫升，生大蒜頭 1 個，蜂蜜 10 毫升。將生大蒜頭掰開，去皮，搗爛，用優酪乳、蜂蜜拌勻即可。早、晚 2 次分服。本方可補益抗癌，適用於癌症體質虛弱患者。

# 葵花子

抗癌指數 ★★☆☆☆

## 防癌功效

葵花子油中含有豐富的胡蘿蔔素,在體內可轉化為維生素 A。當維生素 A 充足時,細胞膜上黏多醣的合成增加,細胞膜外壁增厚,從而封閉了能與促癌物結合的受體,使致癌物無法發揮增加細胞癌變的作用。葵花子油中含有的綠原酸和維生素 E 能抑制細胞的癌變。向日葵花盤中提取的半纖維素也能抑制癌細胞。

## 抗癌實證

**實證 1** 中國杭州市第二人民醫院用向日葵稈芯治療胃癌 10 例(其中單用者 4 例,複合其他藥用者 4 例)均有效,緩解 4 年以上者 5 例。

**實證 2** 據報導,一名 48 歲男性農民,1972 年 7 月因幽門梗阻伴有腹水在中國江西宜春地區的醫院手術,發現胃癌廣泛轉移,肝臟也有轉移,未切除。病理切片檢查,胃小彎腺癌已侵入肌層。術後服用向日葵稈芯湯,每日 60 公克,連續服用,病情緩解。

## 消癌吃法

葵花子治療癌症,主要適用於胃癌、食道癌、惡性葡萄胎、絨毛膜上皮癌等。常吃葵花子和葵花子油,對增進營養、健身防病、防癌抗癌是大有裨益的。飯後吃點葵花子,能刺激唾液腺等消化系統工作,預防胃癌。向日葵莖性寒味甘,不可過量食用。

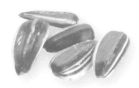

# 食療權威的雙效飲食對策

### 防癌抗癌、潤腸通便

　　葵花子 50 公克。將葵花子去殼生嚼，當零食，隨意食用。本方可防癌抗癌、潤腸通便，適用於消化道癌症的防治及習慣性便祕。

### 防癌抗癌、補脾潤腸

　　葵花子肉 50 公克，冰糖 20 公克。將葵花子肉與冰糖一起入鍋，加水適量，燉 15 分鐘即成。日服 1 劑，溫熱服食。本方可防癌抗癌、補脾潤腸，適用於消化道癌症的防治。

### 健脾抗癌、清熱利濕

　　葵花子肉、薏仁各 100 公克，芝麻（黑、白均可）200 公克。將葵花子肉、薏仁與芝麻炒熟，趁熱研成細末。將薏仁粉、葵花子粉和芝麻粉攪拌均勻，加沸水調成糊狀即成。早晚 2 次分服，每次 30 公克。本方可健脾抗癌、清熱利濕，適用於胃癌、食道癌、子宮頸癌的輔助治療。

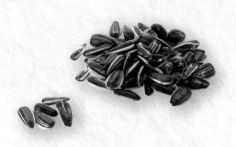

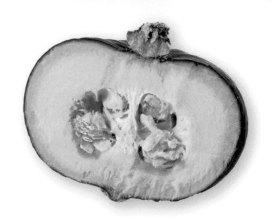

# 南瓜

抗癌指數 ★★☆☆☆

## 防癌功效

南瓜中含有豐富的維生素 C 和維生素 E，二者和 $\beta$-胡蘿蔔素一樣都具有很強的抗氧化作用。南瓜所含的黃體素具有廣泛的防癌效果，對肺癌、子宮頸癌、乳癌、皮膚癌和大腸癌等具有良好的抑制效果；南瓜中含有一種可以分解致癌物亞硝胺的酵素，從而減少消化系統癌症的發生。

## 抗癌實證

實證 *1* 日本國立防癌中心報導，每天食用南瓜等黃綠色蔬菜，可以減少肺癌的患病率，降低肺癌的病死率。

實證 *2* 1987 年英國癌症研究會主席理·多爾報導，維生素 A 能使動物患癌症的機會減少 40%；並證實，富含維生素 A 的瓜果、蔬菜，均具有良好的防癌抗癌功效。

## 消癌吃法

南瓜裡的甘露醇具有較強的通便作用，老年人適量服食南瓜，可保持大便通順，減少糞便中毒素對身體的危害，有助於防止大腸癌的發生。

國內有媒體報導，用陳南瓜蒂鍛焦研末，以陳米酒、開水各半調服，能輔助治療早期乳癌。老南瓜含糖量高，糖尿病患者不宜食用。

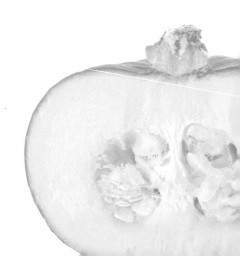

# 食療權威的雙效飲食對策

### 補中益氣、解毒防癌

南瓜 250 公克，白米 100 公克，黑糖 20 公克。將南瓜洗淨，切成小塊，與淘淨的白米同入鍋中，加水適量，煨煮成稀黏粥，粥成時加入黑糖，拌勻即成。早、晚 2 次分服，溫熱食用。本方可補中益氣、解毒防癌，適用於多種癌症的輔助治療。

### 防癌抗癌、解毒止痛

南瓜 200 公克，白米 250 公克，植物油、蔥花各適量。將南瓜洗淨、切塊，放在油鍋中略炒備用。把洗好的白米與南瓜塊一起倒入砂鍋，熬煮成粥，撒上蔥花即可。本方可防癌抗癌、解毒止痛，適用於胰腺癌等多種癌症的輔助治療。

### 解毒抗癌、消炎止痛

南瓜蒂 4 枚，蜂蜜 30 公克。將南瓜蒂洗淨，晒乾或烘乾，研成細末，以蜂蜜調和拌勻。早、晚 2 次分服，用溫開水送服。本方可解毒抗癌、消炎止痛，適用於乳癌、大腸癌等病的輔助治療。

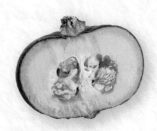

# 韭菜

抗癌指數 ★★☆☆☆

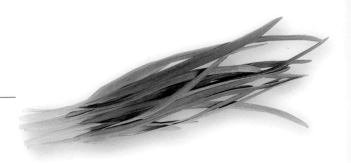

## 防癌功效

　　韭菜中的辛香氣味成分為硫化丙烯等硫化物，為抗癌成分，對胃癌、賁門癌、食道癌、大腸癌、肺癌均具有一定的抑制作用。

　　韭菜中含有較多的膳食纖維，可刺激腸胃蠕動，縮短糞便在腸道內的停留時間，減少了糞便中致癌因子與腸壁接觸的時間。同時，膳食纖維能吸收水分增大糞便的體積，降低了致癌因子的濃度，對預防大腸癌的發生扮演著重要角色。

## 抗癌實證

實證 **1** 日本西部佐賀醫學院最新研究結果表明，韭菜籽和韭黃中含有一種叫多元酸人參萜三醇的物質，該物質可有效抑制微粒體混合功能氧化酶的再生，從而阻斷了致癌活性物質的形成，具有較強的防癌、抗癌作用。

實證 **2** $\beta$-胡蘿蔔素有明顯的抗癌作用。韭菜的 $\beta$-胡蘿蔔素含量超過胡蘿蔔，每 100 公克韭菜中的 $\beta$-胡蘿蔔素含量高達 7.99 毫克。

## 消癌吃法

　　在近代治療食道癌、胃癌的飲食裡，有個叫「五汁安中飲」的方劑名氣頗大，它由韭菜汁、牛奶、薑汁、梨子汁、蓮藕汁組成，組方少而精，配伍合理，早已收編入方劑書中，頗受中醫界、食療界推崇。

　　韭菜不宜過食，以免上火，胃虛有熱、陰虛火旺者及瘡瘍、眼疾者均要忌食。

## 食療權威的雙效飲食對策

### 防癌抗癌、助陽散寒

　　韭菜 150 公克，陳玉米 100 公克。將韭菜擇洗乾淨，切成細碎末，備用。將陳玉米淘淨，放入砂鍋，加水適量，大火煮沸後改用小火煨煮，待玉米熟爛，加入韭菜，拌和均勻，繼續用小火煨煮至沸即成。早、晚各 1 次，溫熱服食。本方可防癌抗癌、助陽散寒。適用於食道癌、胃癌的輔助治療。

### 防癌抗癌，補腎壯陽

　　韭菜 200 公克，五香豆干 100 公克，鹽、醋、香油各適量。將韭菜用水洗淨，控淨水分，切成段，用開水略燙一下，攤開晾涼。五香豆干切成絲，放入碗內，將鹽、醋、香油倒入盛裝韭菜和豆干的碗內拌勻，倒入盤中即成。佐餐食用。本方可防癌抗癌，補腎壯陽，適用於食道癌、胃癌的輔助治療。

### 防癌抗癌、散瘀解毒、調和臟腑

　　韭菜 150 公克，綠豆芽 200 公克，薑絲、鹽各適量。將韭菜洗淨，切成段；綠豆芽去根鬚，洗淨瀝水。油鍋燒熱，下薑絲熗鍋，倒入綠豆芽翻炒至八分熟，再倒入韭菜迅速翻炒幾下，出鍋裝盤即可。佐餐食用。本方可防癌抗癌、散瘀解毒、調和臟腑，適用於食道癌、胃癌的防治及貧血、疲勞症候群、習慣性便祕等症的調養。

# 烏梅

抗癌指數 ★★☆☆☆

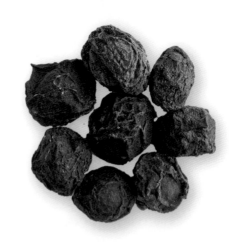

## 防癌功效

烏梅熱水浸出液對多種腫瘤細胞都有極強的抑制性，體外試驗表明其對人體子宮頸癌 JTc-26 株抑制率達 90％以上；體內試驗表明，烏梅煎劑對白老鼠肉瘤 S-180 有一定的抑制效果；白老鼠特異玫瑰花斑試驗證實，烏梅可增強人體的免疫功能，增強白血球或網狀細胞的吞噬功能，可提高人體對癌的免疫作用。

## 抗癌實證

實證 *1* 在中醫內科臨床中，常以烏梅為主配伍治療胃癌前期病變——萎縮性胃炎，有促進胃液、胃酸分泌，幫助消化，開胃消脹等功效。

實證 *2* 據報導，有學者採用烏梅配以有關中藥的方劑，治療 100 餘例萎縮性胃炎患者，患者平均在服用 50 劑以後做胃鏡復查，胃炎多有不同程度的好轉，對抑制癌變有積極意義。

實證 *3* 據《中醫藥研究資料》報導，日本民間以新鮮烏梅的果肉製成果醬，每天少量食用，並長期堅持，可以治療腫瘤。

## 消癌吃法

烏梅味酸，善於收斂耗散的肺氣，適宜早期肺癌患者調理食用。日本《家之光》雜誌介紹了一系列烏梅健康膳食，用於腫瘤患者的康復綜合治療，如烏梅醬、梅雜燴、梅茶飯、梅魚湯、梅飲料等。感冒發熱，腸炎患者及孕婦忌食，女性經期前後也不宜吃烏梅。

## 食療權威的雙效飲食對策

### 抗癌益壽、健脾和胃

烏梅 100 公克，糖桂花 10 公克，白糖、黑糖各適量。先將烏梅沖洗乾淨，放入鍋中，加水適量，煮沸至爛，加白糖、黑糖、糖桂花，再煮沸片刻即可，待涼後取汁即成。加冷開水拌勻後飲用，每日數次，每次 15 毫升。本方可抗癌益壽、健脾和胃，適用於癌症患者放療後出現的口乾咽燥、食少尿黃等症。

### 和胃抗癌、生津止渴

烏梅 30 公克，白米 100 公克，紅棗 15 枚，黑糖適量。將烏梅洗淨，放入鍋中，加水煎煮，去渣取汁，與洗淨的白米、紅棗同煮粥。至稠黏時，調入黑糖，拌勻即可。早、晚 2 次分食，溫熱服用。本方可和胃抗癌、生津止渴，適用於胃癌、食道癌、子宮頸癌、陰莖癌、淋巴肉瘤等病的輔助治療。

### 防癌抗癌，開胃健脾

烏梅 50 公克，肉排 400 公克，蔥絲、薑末、蒜末、植物油、料酒、醬油、白糖、鹽各適量。將烏梅洗淨後去核，肉排洗淨，剁成塊，將兩者一起放入蒸碗，加入料酒、蒜末、薑末、醬油、白糖、鹽，用筷子拌勻稍醃。在蒸碗中加適量水，上鍋蒸熟後取出，撒上蔥絲即成。佐餐食用。本方可防癌抗癌，開胃健脾，適用於胃癌、食道癌等多種癌症的輔助治療。

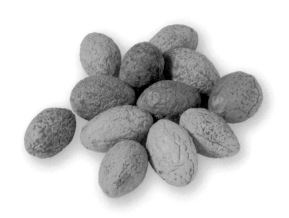

# 橄欖

抗癌指數 ★★☆☆☆

## 防癌功效

橄欖含有豐富的維生素 C。維生素 C 能阻斷 N- 亞硝基化合物的形成。實驗研究已經證明，N- 亞硝基化合物與癌症特別是消化道癌症的發生有密切關係。

橄欖中的橄欖多酚為天然的抗氧化劑，可消除體內自由基，降低患癌症的概率。

研究發現，攝取鈣含量豐富的物質，可減少患大腸癌的危險性。

橄欖含鈣量相當高，鈣磷比值遠大於 2，經常食用可讓人體中有足量的鈣與脂肪酸、膽汁酸結合，形成不溶性化合物排出體外，減少對腸道的致癌作用。

## 抗癌實證

實證 **1** 根據學者統計，多吃橄欖油可降低患乳癌的風險。橄欖油中的油酸可大幅度減少乳癌致癌基因的作用。

實證 **2** 近年來，有人將橄欖及其製品用於咽喉癌及其他腫瘤的治療，已取得一定療效。

## 消癌吃法

在對咽喉癌、鼻咽癌、肺癌、食道癌、大腸癌、子宮頸癌等腫瘤患者實行放射治療中或在治療後，出現口乾心煩、咽喉疼痛、聲音嘶啞、咳嗽咯血等症狀時，選用橄欖食療是很適宜的。

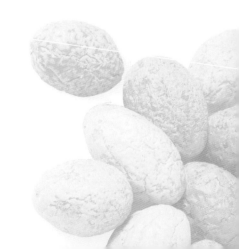

# 食療權威的雙效飲食對策

## 扶正抗癌、補虛潤肺

　　新鮮橄欖 15 枚，蜂蜜 100 毫升，黑糖適量。將橄欖用水洗淨，瀝水後去核，橄欖肉放入果汁機，搗絞出汁，去渣取汁，調入蜂蜜、黑糖，拌勻即可。每日 2 次，每次取 20 毫升原汁，溫開水調服。本方可扶正抗癌、補虛潤肺，適用於咽喉癌、食道癌、胃癌的輔助治療。

## 順氣抗癌、清熱生津

　　新鮮橄欖 15 枚，白蘿蔔 50 公克，白米 100 公克。將橄欖用水洗淨，瀝水後去核，連皮搗爛成糊狀；白蘿蔔洗淨後切丁，與淘洗過的白米同入鍋中，加水適量，大火煮沸後，改以小火煨煮呈黏稠狀，調入橄欖糊，攪拌均勻，再煮至沸即成。早、晚 2 次分服，溫熱食用。本方可順氣抗癌、清熱生津，適用於咽喉癌、肺癌的輔助治療。

## 防癌抗癌、養血滋陰

　　橄欖肉、桂圓肉各 5 公克，枸杞 6 公克，冰糖適量。將橄欖肉、桂圓肉、枸杞、冰糖放入茶杯中，用沸水沖泡，加蓋燜 15 分鐘，當茶飲。本方可防癌抗癌、養血滋陰，適用於喉癌、食道癌、胃癌及咽炎、煩熱乾渴等病症的輔助治療。

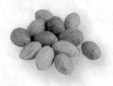

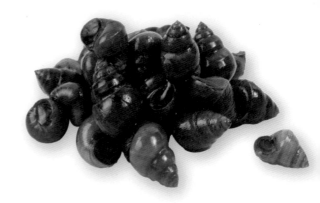

# 田螺

抗癌指數 ★★☆☆☆

## 防癌功效

田螺含鈣量豐富,可預防大腸癌的發生;田螺含有多種維生素及菸酸等,均具不同程度的防癌抗癌作用。田螺所含的維生素不僅可直接阻斷細胞癌變,還能為人體製造一類調節代謝、防止癌症傷害的關鍵酶,從而有效地發揮其防癌抗癌作用。

## 抗癌實證

實證 **1** 中國古籍醫案中,有用田螺為主藥治療「腸風下血」症者,腸風下血與大腸癌的臨床症狀相類似。近代研究資料顯示,田螺具有一定的防癌抗癌作用。

實證 **2** 田螺含鈣量極為豐富,鈣磷比例大於 2,已引起研究人員的關注。近年來研究發現,患大腸癌與吃了含大量脂肪的食物有關,而食物中的鈣能與脂質相結合,產生一種無害的結合態鈣皂,鈣皂可從糞便中排出,從而防止脂質刺激大腸。

## 消癌吃法

挑選大、圓、殼薄者,厴角質泛光澤、完整收縮,螺殼呈淡青色,耳殼處無破損,無肉溢出,拿起有沉重感。同時,最好選擇頭部左右觸角大小相同的田螺。挑選田螺時可用指尖往厴蓋上輕壓一下,有彈性的就是活螺,

煮食田螺前,須將田螺用清水漂養 1 ～ 2 天,勤換水,食用前 1 天滴數滴植物油,除去螺肉污穢之物,田螺必須燒煮 10 分鐘以上,才能殺死病菌和寄生蟲。

## 食療權威的雙效飲食對策

### 解毒抗癌、清熱利水

　　淨螺肉 200 公克，白米 100 公克，薏仁 50 公克，蔥花、薑絲、料酒、鹽各適量。將螺肉切碎，加蔥花、薑絲、料酒拌和，剁成螺肉泥，加鹽攪勻；白米、薏仁淘淨後同入砂鍋，加水適量，煨煮成黏稠粥，粥將成時調入田螺泥糊，拌和均勻，煨煮片刻即成。早、晚 2 次分服。本方可解毒抗癌、清熱利水，適用於多種癌症的輔助治療。

### 防癌抗癌、清熱解毒

　　田螺肉、韭菜各 200 公克，料酒、鹽、薑絲各適量。將螺肉去雜洗淨；韭菜洗淨切段。油鍋燒熱，下薑絲煸香，放入螺肉煸炒；加入料酒、鹽和少量水，炒至螺肉熟透入味，放入韭菜炒至入味即成。佐餐食用。本方可防癌抗癌、清熱解毒，適用於多種癌症的輔助治療。

### 防癌抗癌、清熱解毒

　　淨螺肉 100 公克，大白菜 200 公克，洋蔥、豆豉、鹽、料酒、食用澱粉、薑末、蒜末各適量。洋蔥去外皮，洗淨切丁；大白菜洗淨，切片汆燙，撈起瀝乾。油鍋燒熱，下薑末、蒜末炒香。放大白菜、洋蔥丁、田螺肉，用大火稍炒，放鹽和料酒，最後以食用澱粉勾芡即可。佐餐食用。本方可防癌抗癌、清熱解毒，適用於多種癌症的輔助治療。

# 不被癌細胞突襲的 200 種飲食對策

# PART 4

# 中藥材
# 讓癌不靠近

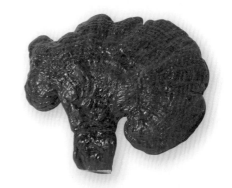

# 靈芝

抗癌指數★★★★★

| | |
|---|---|
| **性味** | 性平,味甘。 |
| **歸經** | 歸心、肝、肺經。 |
| **功效** | 益精氣、堅筋骨、利關節、療虛勞、抗腫瘤。 |
| **適宜人群** | 適用於胃癌、食道癌、肺癌、肝癌、大腸癌、膀胱癌、腎臟癌、攝護腺癌、卵巢癌、子宮頸癌等患者。 |

## 防癌功效

　　靈芝的有效抗癌成分為靈芝多醣,它具有明顯的免疫增強作用;靈芝與抗癌藥聯合應用時,除有增強抗癌藥物療效的作用外,還能減少抗癌化學藥物的毒性反應。靈芝所含的營養素鍺,能加速身體的新陳代謝,促進紅血球的帶氧能力,讓細胞正常代謝,防止細胞衰老,發揮抗癌作用。

## 消癌吃法

　　靈芝對人體幾乎沒有任何毒副作用,這種優點,恰恰是許多腫瘤化學治療藥物和其他免疫促進劑都不具有的。靈芝在增強人體免疫力、調節血糖、控制血壓、保肝護肝、促進睡眠等方面均具有顯著療效。

　　手術前後病患、大量失血的傷患不宜食用。

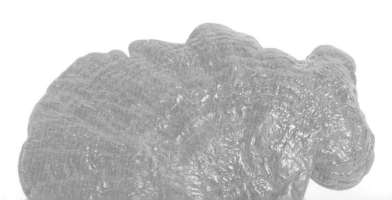

## 食療權威的雙效飲食對策

### 防癌抗癌、益氣補虛

靈芝 15 公克，紅棗 10 枚，蜂蜜 5 毫升。將靈芝、紅棗洗淨，放入鍋中，加水適量，煎煮取汁後，再加水適量煎煮取汁。將 2 次所取藥汁倒入鍋中，加入蜂蜜煮沸片刻即成。經常飲用。本方可防癌抗癌、益氣補虛，適用於卵巢癌等病的輔助治療。

### 防癌抗癌、輔助治療

靈芝 20 公克，花生仁 50 公克，白米 100 公克，鹽適量。靈芝用水洗淨，切成小塊；花生仁、白米洗淨。將三者一起放入鍋中，鍋內加水，大火燒沸，轉小火煮爛，表面浮現粥油時，加鹽調味即成。當主食食用。本方可防癌抗癌，適用於多種癌症的輔助治療。

### 健脾養血，解毒抗癌

靈芝粉 10 公克，豬排骨 400 公克，鹽、米酒、蔥花各適量。排骨洗淨，剁成塊。油鍋燒熱，將排骨炒片刻，加入米酒翻炒後，加水適量煮湯，湯沸後加靈芝粉，用小火煮 20 分鐘，再放鹽、蔥花調味即成。每日 1 劑，連食 5 ～ 7 日。本方可健脾養血，解毒抗癌，適用於乳癌患者手術後或放療、化療的輔助治療。

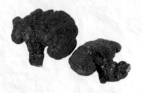

# 人參

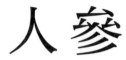

抗癌指數★★★★★

| | |
|---|---|
| **性味** | 性平，味甘、微苦。 |
| **歸經** | 歸心、肺、肝、腎經。 |
| **功效** | 扶正抗癌、大補元氣、助益五臟、固脫生津。 |
| **適宜人群** | 適用於中、晚期癌症患者，或已廣泛轉移者的治療。 |

## 防癌功效

　　人參中的多種皂素、人參多醣及人參揮發油具有抗腫瘤的作用。人參皂素可明顯減慢癌前病變和早期癌的發展速度，含人參皂素的製劑也能減輕抗癌藥物的毒性，對放射性疾病有預防和治療作用。

　　體內實驗證實，人參多醣與環磷酰胺合用有明顯的抗腫瘤協同作用，能抑制癌細胞的增殖，延長癌症患者存活時間。臨床實踐常用人參或人參萃取物，治療乳癌、肺癌、淋巴癌、肝癌等中晚期癌症患者，用以人參為主的複方製劑治療各種惡性癌症，均取得了較滿意的療效。

## 消癌吃法

　　日常食用人參，劑量為 3 ～ 10 公克，或煎湯服，或切片含服，或研粉吞服，或製成片劑口服。一般情況下，野山參的抗癌作用強於園參。

## 食療權威的雙效飲食對策

### 強身抗癌、大補元氣

　　白參 3 公克，晒乾或烘乾，切成薄片。將白參片放入杯中，用沸水沖泡，加蓋燜 15 分鐘即可。當茶頻飲，一般可沖泡 3 ～ 5 次。本方可強身抗癌、大補元氣，適用於肺癌、肝癌、子宮頸癌等病的輔助治療。

### 防癌抗癌、補虛益氣

　　白參 15 公克，老菱角殼 500 公克。將以上 2 味晒乾或烘乾，研為細末，拌勻裝到密封容器中。溫水送服，每次 5 公克，每日 2 ～ 3 次。本方可防癌抗癌、補虛益氣，適用於肝癌、胃癌等病的輔助治療。

### 和胃抗癌、補虛益氣

　　生晒參 10 公克，洗淨後切成薄片，與米糠 10 公克，同入鍋中，加適量水，煎煮 2 次，每次 45 分鐘。合併 2 次汁液，小火濃煎至 200 毫升。當茶飲，早、晚 2 次分服。本方可和胃抗癌、補虛益氣，適用於食道癌、胃癌、大腸癌等病的輔助治療。

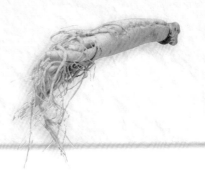

# 魚腥草

抗癌指數 ★★★★☆

| | |
|---|---|
| **性味** | 性微寒，味辛。 |
| **歸經** | 歸肺、大腸、膀胱經。 |
| **功效** | 清熱解毒、排膿消癰、止咳利尿、抗癌抑癌。 |
| **適宜人群** | 適用於肺癌、肝癌、絨毛膜癌患者。 |

## 防癌功效

　　魚腥草主要含揮發性成分如癸醯乙醛（即魚腥草素）、黃酮類成分如槲皮素、槲皮苷等，以及有機酸、胺基酸、蕺菜鹼、豆甾醇等物質。魚腥草素有抗菌、抗病毒的作用，同時能防止細胞發生病變，阻止癌細胞分裂，明顯促進細胞的吞噬能力，增進身體免疫功能，預防癌症。

## 消癌吃法

　　魚腥草抗癌以複方煎汁服用為主，常用劑量為乾品 15 ～ 30 公克，鮮品 30 ～ 50 公克。輔助治療闌尾腫瘤，可以選用魚腥草、白花蛇草、紫花地丁各 30 公克，薏仁 15 公克，用水煎服，每日 1 劑。

　　魚腥草以新鮮者為佳，作煎劑時，不宜久煎。體質虛寒者不宜食用。

## 食療權威的雙效飲食對策

### 強身抗癌、解毒消癥

魚腥草 30 公克。將魚腥草洗淨，陰乾，切碎，放入砂鍋，加水濃煎 2 次，每次 30 分鐘。合併 2 次煎汁，小火再煎至約 200 毫升即成。當茶溫服。每日 2 次，每次 100 毫升。本方可強身抗癌、解毒消癥，清熱利尿，適用於多種癌症的輔助治療。

### 強身抗癌、清熱解毒

魚腥草 50 公克，山楂 30 公克，蜂蜜適量。將魚腥草洗淨，切碎，與洗淨後切成片的山楂同入砂鍋，加水濃煎 2 次，每次 30 分鐘。去渣取汁約 300 毫升，調入蜂蜜即可。當茶溫服，每日 2 次，每次 150 毫升。本方可強身抗癌、清熱解毒，適用於腸癌等病的輔助治療。

### 防癌抗癌、清熱解毒

魚腥草 50 公克，梨子 2 個，白糖適量。將梨子洗淨，連皮切塊，去梨核；魚腥草揀雜，洗淨切段，放入砂鍋，加水適量，煮沸後用小火煎煮 30 分鐘；將過濾後的煎汁放入砂鍋，加入梨塊，視需要可加適量清水，調入白糖，用小火煨煮至梨塊完全酥爛即可。早、晚 2 次分服。本方可防癌抗癌、清熱解毒，適用於肺癌等病的輔助治療。

# 羅漢果

抗癌指數 ★★★☆☆

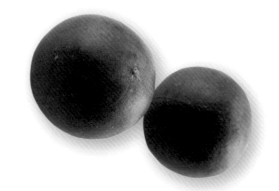

**性味**　　性涼，味甜。

**歸經**　　歸肺、脾經。

**功效**　　清熱通便、清肺止咳，對菸酒過度等引起的
　　　　　聲音嘶啞、咽乾口渴等尤為有效。

**適宜人群**　適用於鼻咽癌、喉癌、肺癌患者。

## 防癌功效

　　羅漢果含有十分豐富的維生素 C，維生素 C 是合成玻尿酸酶阻遏物（PHI）過程中必不可少的物質。玻尿酸酶阻遏物可使玻尿酸酶喪失活性，從而抑制癌細胞的增殖；經常服食羅漢果及其製劑，能有效地阻止體內致癌物亞硝胺的形成，並鞏固和加強人體的防禦力，使癌細胞喪失活動能力；羅漢果結合中草藥或與其他抗癌藥物治療，可輔助減輕毒性較強的抗癌藥物的不良反應。

## 消癌吃法

　　羅漢果泡茶飲用療效較高。以開水泡羅漢果當茶飲，每天 1 個，可清肺止咳、潤肺化痰、養陰生津、利咽開音，對輔助治療鼻咽癌、喉癌、肺癌，緩解放療反應有明顯的效果。若無羅漢果，可以用羅漢果糖漿、羅漢果沖劑或羅漢果果露等代替。

　　羅漢果性偏涼，體質虛寒者不宜多吃。

## 食療權威的雙效飲食對策

### 防癌抗癌、滋陰降火

　　新鮮羅漢果 30 公克，白米 50 公克，蜂蜜適量。將羅漢果洗淨、切塊；白米洗淨，放入鍋中，加水適量，待粥沸後放入羅漢果塊即成。喝粥時調入蜂蜜。每日 1 劑，早、晚 2 次分服。本方可防癌抗癌、滋陰降火，適用於肺癌、鼻咽癌的輔助治療。

### 防癌抗癌、健脾滋陰

　　新鮮羅漢果、豬瘦肉各 120 公克，鹽適量。豬瘦肉、羅漢果分別洗淨切塊，同入鍋中加水適量，煮至肉爛，加鹽拌勻即成。佐餐食用。本方可防癌抗癌、健脾滋陰，適用於肺癌、鼻咽癌的輔助治療及咽喉腫痛。

### 清熱解毒、利肺化痰

　　新鮮羅漢果 2 個，橄欖 30 公克。把羅漢果、橄欖洗淨，放入鍋中，加水，煮沸後小火煎 30 分鐘，取汁，當茶飲用。本方可清熱解毒、利肺化痰，適用於喉癌咽部不適、咳嗽者。

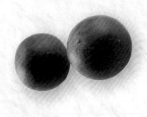

# 金銀花

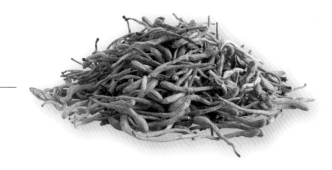

抗癌指數 ★★★☆☆

| | |
|---|---|
| **性味** | 性寒,味甘。 |
| **歸經** | 歸心、肺、胃經。 |
| **功效** | 清熱解毒、消癥散腫、抗癌抑癌。 |
| **適宜人群** | 適用於鼻咽癌、腮腺癌、肺癌、白血病、婦科癌症及癌性發熱等患者。 |

## 防癌功效

　　金銀花主要含揮發油、黃酮及綠原酸、皂素、三萜類等多種微量營養素。體外試驗顯示,金銀花水煎液或醇浸液對肉瘤和艾氏腹水癌有明顯的抑制作用。癌症患者常有「癌熱」,尤其是放射治療後,由於癌細胞大量被破壞,更易產生熱象,癌症患者發熱時食用金銀花可退熱。

## 消癌吃法

　　金銀花抗癌以複方煎汁服用為主。常用劑量為乾品 15 ～ 30 公克,鮮品加倍。金銀花性寒,不可長期飲用,每次飲用不可超過 10 公克。臨床輔助治療鼻咽癌,可以用人參 3 公克,金銀花、白花蛇舌草各 30 公克,夏枯草 20 公克,用水煎服,每日 1 劑,分 2 次服用。

　　金銀花性寒,脾胃虛寒者不宜食用。

## 食療權威的雙效飲食對策

### 防癌抗癌、清熱透表

　　金銀花 5 公克，黃芩 10 公克，連翹 12 公克，七葉一枝花 20 公克，鮮蘆根 30 公克。將上述幾味藥材加水煎汁，去渣取汁即可。當茶飲用。本方可防癌抗癌、清熱透表，適用於癌性發熱的治療。

### 清熱抗癌、活血化瘀

　　金銀花 5 公克，薏仁 20 公克，鮮蘆根 30 公克，冬瓜子仁 20 公克，桃仁 10 公克，白米 100 公克。將上述幾味藥材用冷水浸泡半小時，加水煎煮 15 分鐘，去渣取汁，再與白米一起煮成稠粥。早、晚 2 次分食。本方可清熱抗癌、活血化瘀，適用於多種癌症的輔助治療。

### 防癌抗癌、清熱解毒

　　金銀花 5 公克，茄子 200 公克，香油、鹽各適量。將茄子洗淨切片，與洗淨的金銀花一起放入蒸鍋，蒸熟後加香油、鹽，拌勻即可。佐餐食用。本方可防癌抗癌、清熱解毒，適用於癌性發熱的治療。

### 防癌抗癌、清熱解毒

　　金銀花 5 公克，白米 50 公克，白糖適量。將白米洗淨，放入鍋中，加水適量，小火煮至將熟時，加入金銀花，再煮二、三沸，加入白糖即成。日服 1 劑，溫熱食用。本方可防癌抗癌、清熱解毒，適用於多種癌症的防治。

# 西洋參

抗癌指數 ★★★☆☆

| | |
|---|---|
| **性味** | 性寒，味甘。 |
| **歸經** | 歸心、肺、胃經。 |
| **功效** | 養肺陰、清虛火、生津止渴、抗癌抑癌。 |
| **適宜人群** | 適用於肺癌、胃癌、甲狀腺癌、鼻咽癌等惡性癌症患者，以及癌症手術或放療、化療後陰虛口乾患者的輔助治療。 |

## 防癌功效

　　西洋參的抗癌有效成分為人參皂素，對多種癌細胞，如肉瘤細胞、白血病細胞、大腸癌細胞等均有抑制作用。實驗發現，西洋參能提高白老鼠其神經膠質瘤細胞內的環腺苷單磷酸含量。西洋參所含的人參皂素對白老鼠艾氏腹水癌有一定的抑制作用。西洋參還能增強白老鼠脾 T 細胞產生淋巴因子的能力，明顯增強殺傷細胞的活性。

### 消癌吃法

　　西洋參抗癌可單味煎服或切片泡茶飲，亦可隨症配入複方使用。常用量為 2.5 ～ 10 公克。臨床用西洋參 3 公克，水煎服，每日 1 劑，輔助治療鼻咽癌放療產生的副反應。質硬、表面橫紋緊密、氣清香、味濃的西洋參抗癌效果最好。

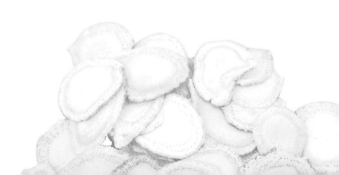

## 食療權威的雙效飲食對策

### 解毒抗癌、養陰清熱

　　西洋參 3 公克，麥冬、石斛各 10 公克。將麥冬、石斛洗淨，放入砂鍋，加水煎煮 2 次，每次 30 分鐘。合併 2 次煎液，去渣後再煮至沸，放入西洋參，加蓋，停火燜 15 分鐘即成。當茶飲用，早、晚 2 次分服，當日服完。本方可解毒抗癌、養陰清熱，適用於鼻咽癌、食道癌、胃癌等病的輔助治療。

### 強身防癌、活血化瘀

　　西洋參 2 公克，三七 1 公克。將西洋參、三七研成細粉，裝入綿紙袋中，放入茶杯，用沸水沖泡，加蓋燜 10 分鐘即可飲用。當茶飲用。一般每袋可沖泡 3 ～ 5 次。本方可強身防癌、活血化瘀，適用於多種癌症的輔助治療。

### 增加白血球、補氣養陰

　　西洋參 3 公克，太子參 20 公克，烏骨雞 1 隻，薑片、料酒、鹽各適量。將西洋參切成片，太子參研成細末；烏骨雞處理乾淨，放入砂鍋，加水，用大火煮沸，除去浮沫，烹入料酒，加薑末及太子參細末，改用小火煨燉至烏骨雞酥爛，調入西洋參片及鹽，煮沸即成。佐餐食用。本方可增加白血球、補氣養陰，適用於白血球減少症等病的輔助治療。

# 蘆薈

抗癌指數 ★★★☆☆

| | |
|---|---|
| **性味** | 性寒，味苦。 |
| **歸經** | 歸心、肺、胃經。 |
| **功效** | 清肝瀉火、解毒殺蟲、抗癌抑癌。 |
| **適宜人群** | 適用於肝癌、腸胃、腸癌、白血病、淋巴肉瘤等惡性癌症患者。 |

## 防癌功效

　　蘆薈中所含的 $\beta$-胡蘿蔔素、蘆薈素 A、蘆薈苦素、蘆薈多醣為抗癌主要成分。臨床實踐也表明，蘆薈的蘆薈素對自由基有強力的清除能力；所含的 $\beta$-胡蘿蔔素與化學治療配用，既能增強療效，又可減少化學治療的毒副反應。

## 消癌吃法

　　蘆薈抗癌日常應用以煎汁或研末服用為主，煎服常用量為 9 公克，研末服為 1 ～ 5 公克。有些人對蘆薈過敏，所以食用蘆薈時應當先做過敏測試，如果沒有異常現象，方能食用。

　　脾胃虛寒者及孕婦不宜食用。成人每天不宜超過 15 公克。老人和兒童食用蘆薈時更應謹慎。

## 食療權威的雙效飲食對策

### 清熱抗癌、潤腸通便

蘆薈泥、白蘿蔔、香油、鹽各適量。將白蘿蔔洗淨後剁成泥。蘆薈泥鋪在白蘿蔔泥上，撒上鹽，倒入香油即可。佐餐食用。本方可清熱抗癌、潤腸通便，適用於消化道癌症等病的輔助治療。

### 清熱抗癌、潤腸通便

蘆薈丁、豬瘦肉各 50 公克，雞蛋 1 個，鹽、蔥花、香油、料酒各適量。將洗淨的豬瘦肉切成絲，把雞蛋打入碗中，用筷子攪散，加入水、鹽、蔥花、料酒攪勻，再將蘆薈丁、肉絲撒在雞蛋液上，置於蒸鍋上蒸熟，再淋入香油即可。佐餐食用。本方可清熱抗癌、潤腸通便，適用於多種癌症的輔助治療。

### 清熱抗癌、潤腸通便

蘆薈丁 80 公克，豬瘦肉 200 公克，枸杞、蔥花、薑片、鹽、鮮湯各適量。將豬瘦肉洗淨，切成絲，備用，在鍋中放入鮮湯、枸杞、薑片，煮沸後加入肉絲和蘆薈丁，用鹽拌勻，再沸後盛盤，撒上蔥花即成。佐餐食用。本方可清熱抗癌、潤腸通便，適用於消化道癌症等病的輔助治療。

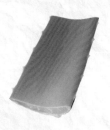

# 茯苓

抗癌指數 ★★★☆☆

| | |
|---|---|
| **性味** | 性平，味甘、淡。 |
| **歸經** | 歸心、肺、脾、腎經。 |
| **功效** | 健脾利濕、防癌抗癌。 |
| **適宜人群** | 適用於鼻咽癌、食道癌、胃癌、皮膚癌、膀胱癌、子宮頸癌、卵巢癌患者。 |

## 防癌功效

茯苓的抗癌有效成分為茯苓多醣，能明顯抑制肉瘤的生長，抑制率高達95％以上，並可阻止子宮頸癌的肺轉移。動物實驗表明，與環磷酰胺等化療藥物合用，對白老鼠肉瘤 S-180 的抑制率可達 96.88％。臨床實踐表明，茯苓及其萃取物茯苓多醣對鼻咽癌、胃癌、皮膚癌、膀胱癌等有治療作用。

## 消癌吃法

茯苓輔助治療癌症以煎汁或提取有效成分內服為主。煎服常用劑量為每日 15～20 公克。古人稱茯苓為「四時神藥」，即一年四季都可食用，搭配各種藥材都可發揮其獨特藥效。

虛寒滑精者忌服。

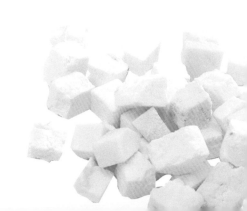

## 食療權威的雙效飲食對策

### 防癌抗癌、健脾利濕

　　茯苓 20 公克，菱角 80 公克，薏仁 30 公克。將茯苓、菱角、薏仁分別洗淨，一起放入鍋中，加水煎汁即可。每日 1 劑，當茶飲，分 2 ～ 3 次服用。本方可防癌抗癌、健脾利濕，適用於胃癌、肺癌、肝癌等病症的輔助治療。

### 防癌抗癌、健脾養胃

　　茯苓粉 100 公克，白米 150 公克。將白米淘淨，入鍋，加水，用大火煮至半熟時，加入茯苓粉，攪拌均勻，用溫火煮熟即可。當主食食用。本方可防癌抗癌、健脾養胃，適用於多種癌症的輔助治療。

### 防癌抗癌、補脾柔肝

　　茯苓 25 公克，白芍 15 公克，陳皮 5 公克，牛肉 150 公克，紅棗 10 枚，薑片、鹽各適量。將牛肉洗淨，切成小塊，與茯苓、白芍、陳皮、紅棗、薑片一起放入鍋內，加適量水，小火煮 3 小時，加鹽調味即成。隨量飲用，當日飲完。本方可防癌抗癌、補脾柔肝，適用於肝癌等病的輔助治療。

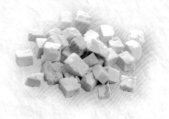

# 半枝蓮

抗癌指數 ★★★☆☆

| | |
|---|---|
| **性味** | 性寒,味辛、苦。 |
| **歸經** | 歸肺、肝、腎經。 |
| **功效** | 清熱解毒、散瘀止痛、利尿消腫、抗癌抑癌。 |
| **適宜人群** | 適用於食道癌、胃癌、肝癌、胰腺癌、膀胱癌、子宮頸癌、卵巢癌、白血病、淋巴肉瘤患者。 |

## 防癌功效

　　半枝蓮的水萃取物和醇萃取物能直接抑制腫瘤生長與增殖,此外還有誘導腫瘤細胞凋亡作用、抗氧化、抗自由基作用等。藥理研究表明,半枝蓮可明顯抑制黃麴毒素 $B_1$ 與 DNA 結合。半枝蓮對肉瘤、艾氏腹水癌、腦瘤及急性骨髓性白血病細胞均有不同程度的抑制作用,對白血病細胞的抑制率大於 75%。

## 消癌吃法

　　半枝蓮抗癌以單味或複方煎汁服用為主,亦有製成丸劑、糖漿內服。煎服常用量為鮮品 30 ～ 60 公克,乾品 15 ～ 30 公克。

　　血虛者和孕婦慎用半枝蓮。

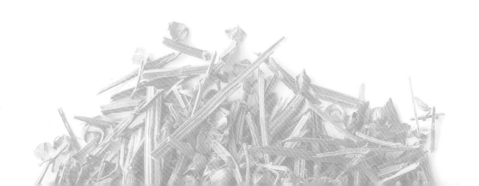

# 食療權威的雙效飲食對策

### 清熱解毒、利尿消腫

　　新鮮半枝蓮 60 公克（乾品 30 公克）。將新鮮半枝蓮洗淨，加水煎汁即可。當茶飲用，每日 1 劑，連服 3 ～ 5 個月。本方可清熱解毒、利尿消腫，適用於大腸癌、肝癌等病的輔助治療。

### 化瘀抗癌、祛濕利水

　　半枝蓮 60 公克，蜂蜜 30 公克。將半枝蓮洗淨，切段，放入砂鍋，加水煎煮 2 次，每次 30 分鐘。合併 2 次煎液，趁熱加入蜂蜜，拌勻即可。當茶飲用，早、晚 2 次分服。本方可化瘀抗癌、祛濕利水，適用於各類癌症的輔助治療。

### 防癌抗癌、清熱解毒

　　半枝蓮、獨角蓮各 50 公克。將半枝蓮、獨角蓮洗淨，加水煎汁，去渣取汁即可。當茶飲用，每日 1 劑，分 2 次飲服。本方可防癌抗癌、清熱解毒，適用於鼻咽癌等病的輔助治療。

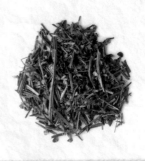

# 當 歸

**抗癌指數** ★★★☆☆

| | |
|---|---|
| **性味** | 性溫，味甘。 |
| **歸經** | 歸心、肝、脾經。 |
| **功效** | 補血活血，用於血虛血瘀諸證，是最常用的滋補中藥。 |
| **適宜人群** | 適用於子宮頸癌、卵巢癌、子宮肌瘤、白血病、腸癌、膀胱癌、惡性淋巴癌患者。 |

## 防癌功效

　　藥理實驗結果證實，當歸煎煮濃縮液對子宮頸癌 JTc-26 株抑制率達 70 ％～ 90 ％，而對照組（化療抗癌藥 FT-702）對 JTc-26 株抑制率僅為 66 ％；當歸水或乙醇萃取物可增強抗癌藥絲裂黴素 C 的抗癌作用，減輕白血球的減少程度。

## 消癌吃法

　　當歸抗癌以複方煎汁服用為主，多用於癌症患者出現血虛或氣血兩虛證，或放化療後正氣虛弱。煎服常用量為 10 ～ 15 公克。當歸以主根粗長、油潤、外皮色黃棕、斷面色黃白、氣味濃郁者為抗癌上品。

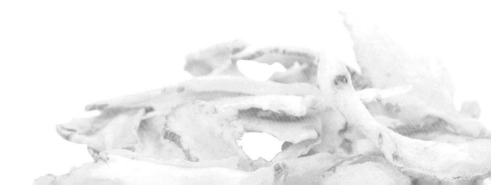

## 食療權威的雙效飲食對策

### 防癌抗癌、活血化瘀

　　當歸 10 公克，金銀花、生黃耆各 15 公克，甘草 5 公克，枸橘葉 50 張，料酒適量。將上述幾味藥材分別洗淨，同入鍋中，以水、料酒各半煎煮即可。當茶飲用，每日 1 劑，分 2 次服。本方可防癌抗癌、活血化瘀，適用於乳癌日久破潰出水的輔助治療。

### 解毒抗癌、活血化瘀

　　當歸、桃仁各 10 公克，白米 60 公克，冰糖適量。將當歸、桃仁洗淨，小火煎煮半小時，去渣留汁。白米淘淨，加水適量，與藥汁同入鍋中，粥熟加冰糖，待冰糖溶化後即成。早、晚 2 次分食。本方可解毒抗癌、活血化瘀，適用於瘀毒內阻型大腸癌的輔助治療。

### 防癌抗癌、行氣止痛

　　當歸粉 10 公克，青皮粉 6 公克。將當歸粉、青皮粉分別裝入濾紙袋中，封口掛線，放入杯中，用沸水沖泡，加蓋燜 10 分鐘即成。當茶飲用，可連續沖泡 3 ～ 5 次。本方可防癌抗癌、行氣止痛，適用於病久血虛、面色不華的癌症患者。

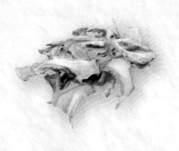

# 黃耆

抗癌指數 ★★★☆☆

| | |
|---|---|
| **性味** | 性溫，味甘。 |
| **歸經** | 歸肺、脾經。 |
| **功效** | 補氣昇陽、益氣固表、利水退腫。 |
| **適宜人群** | 適用於肺癌、鼻咽癌、子宮頸癌、肝癌患者。 |

## 防癌功效

　　黃耆含有多醣、多種胺基酸等成分。黃耆多醣能誘導體內抗癌因子干擾素的產生，提升人體中免疫球蛋白的免疫能力，並選擇性地促使癌細胞死亡和預防癌細胞產生。在藥理實驗中，與對照組相比，黃耆對人體卵巢癌組細胞 DNA 合成有一定抑制作用。黃耆水萃取物能增強多抗甲素口服液的抗腫瘤作用。

## 消癌吃法

　　黃耆抗癌以單味煎服或複方煎服為主，常用量為 10 ～ 30 公克，研粉吞服量為每次 3 公克，每日 2 次。用 20 公克左右的黃耆泡開水服用，可以提升身體元氣，預防癌症。臨床治療鼻咽癌，可用白花蛇舌草、生黃耆各 100 公克，黃連 20 公克，半枝蓮 50 公克，用水煎服，每日 1 劑。

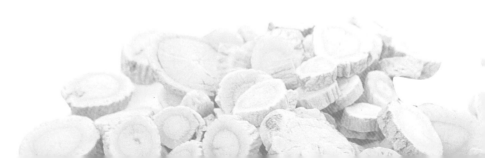

## 食療權威的雙效飲食對策

### 強體抗癌、補氣養血

　　黃耆、當歸各 15 公克，猴頭菇 150 公克，雞肉 250 公克，鹽、蔥段、薑片、料酒各適量。將黃耆、當歸洗淨，放入砂鍋；猴頭菇洗淨，切成片，放入砂鍋；雞肉剁成小塊，油鍋煸炒後放入砂鍋。砂鍋內加蔥段、薑片、料酒，小火煨燉 1 小時，加鹽調味即可。佐餐食用。本方可強體抗癌、補氣養血，適用於大腸癌等病的輔助治療。

### 防癌抗癌、補精養髓

　　黃耆 20 公克，牛筋 100 公克，靈芝、黃精、雞血藤各 15 公克，鹽、薑片、蔥段各適量。將牛筋洗淨，切片；靈芝、黃精、雞血藤、黃耆洗淨裝入紗布袋，與牛筋一起放入砂鍋中，加水適量，用大火煮沸 15 分鐘。加入薑片、蔥段，再用小火熬煮約 1 小時，加鹽調味即可。佐餐食用。本方可防癌抗癌、補精養髓，適用於多種癌症的防治。

### 防癌抗癌、益氣補虛

　　黃耆 20 公克，山藥 100 公克。山藥洗淨，去皮切成段；黃耆裝入紗布袋，與山藥段一起入鍋，加水，煎煮 30 分鐘，去渣留汁即可。當茶飲用，每日 1 劑，分 2 次服。本方可防癌抗癌、益氣補虛，適用於消化道癌症的輔助治療。

# 冬蟲夏草

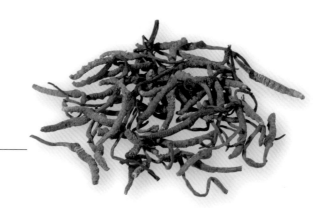

**抗癌指數** ★★★☆☆

| | |
|---|---|
| **性味** | 性平，味甘。 |
| **歸經** | 歸心、肺、腎經。 |
| **功效** | 益肺補腎、扶正祛邪、增強免疫力。 |
| **適宜人群** | 適用於鼻癌、咽癌、肺癌、白血病、腦癌以及其他惡性腫瘤患者，體虛正氣不足的晚期癌症患者，癌症手術和放療、化療後陰虛體弱者同樣適用。 |

## 防癌功效

　　冬蟲夏草能清除老化壞死的細胞組織，提高攻擊腫瘤細胞的巨噬細胞的抗癌能力，有效預防腫瘤生成。蟲草多醣是冬蟲夏草的主要活性成分，它能啟動身體的免疫活性細胞發揮功能，強化人體的免疫系統。冬蟲夏草含有的蟲草素，可以直接抑制癌細胞的核酸合成，抑制癌細胞的分裂，達到防癌功效。

### 消癌吃法

　　冬蟲夏草抗癌多以單味或複方研末、煎汁內服為主。煎汁常用量為 3 ～ 5 公克，研末服 1 公克。可用人工培植的北蟲草代替野生冬蟲夏草，每次煎服量為 5 ～ 10 公克，研末服每次 2 ～ 3 公克。女性多為肝腎陰虛體質，食用冬蟲夏草即可調和陰陽、固本培元、抑制癌症。感冒者慎用。

## 食療權威的雙效飲食對策

### 防癌抗癌、清熱解毒

冬蟲夏草 2 公克，冰糖適量。冬蟲夏草用溫水清洗後，放於杯中，加冰糖，以開水浸泡 10 分鐘即可。連渣嚼服，上述劑量可服 2 天，連服半個月為一個療程。本方可防癌抗癌、清熱解毒，適用於肺癌、胃癌等病症的輔助治療。

### 防癌抗癌、補虛益精

冬蟲夏草 10 公克，枸杞 60 公克，白酒 500 毫升。將枸杞、冬蟲夏草洗淨晾乾，裝入瓶內，並在瓶中注入白酒，封緊瓶口，每日振搖 1 次，半月後開始飲用。本方可防癌抗癌、補虛益精，適用於多種癌症的輔助治療。

### 防癌抗癌、滋腎潤肺

冬蟲夏草 10 公克，豬瘦肉 100 公克，白米 100 公克，鹽適量。將冬蟲夏草洗淨，與淘淨的白米、豬肉碎一起入鍋，加水後用大火燒開，再轉用小火熬煮成稀飯，加鹽調味。早、晚 2 次分食。本方可防癌抗癌、滋腎潤肺，適用於多種癌症的輔助治療。

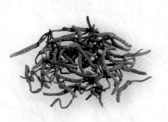

# 地黃

抗癌指數 ★★★☆☆

| | |
|---|---|
| **性味** | 性寒,味甘。 |
| **歸經** | 歸肺、胃、肝、腎、膀胱經。 |
| **功效** | 清熱涼血、養陰生津、抗癌抑癌。 |
| **適宜人群** | 適用於舌癌、鼻咽癌、肺癌、肝癌、皮膚癌、膀胱癌、白血病、惡性淋巴癌患者。 |

## 防癌功效

　　地黃的抗癌有效成分為地黃多醣,對肉瘤、肺癌、黑色素瘤及肝癌等多種白老鼠移植瘤有明顯的抑制作用,並能調節免疫功能,增強免疫細胞對癌症的殺傷能力。此外,地黃多醣還能增加白血球及血小板數量,從而提高人體免疫功能,抑制癌細胞的生長。

## 消癌吃法

　　地黃抗癌有兩種途徑:一是用作癌症患者的食療,尤其是手術或放療、化療後的食療;二是用於癌症治療,常與其他藥配伍為複方煎服。煎湯服常用量為 15 ～ 30 公克。生地黃呈不規則的團塊狀或長圓形,表面棕黑色或棕灰色,極皺縮,多與其他中藥配伍應用,以發揮抗癌藥效。

## 食療權威的雙效飲食對策

### 養肝抗癌，益氣養血

　　乾地黃 30 公克，黑芝麻粉 60 公克，蓮子 50 公克，枸杞 10 公克，冰糖適量。將黑芝麻粉放入碗內，加水濕化，備用。把蓮子、枸杞、乾地黃洗淨，放入鍋內，加水後用大火煮沸，轉小火煮 1 小時，加入已經濕化的黑芝麻粉，煮沸即成。當早餐食用。本方可養肝抗癌，益氣養血，適用於多種癌症的輔助治療。

### 防癌抗癌、補腎益氣

　　熟地黃、黃耆、蜂乳各 20 公克，芡實粉 100 公克。熟地黃、黃耆洗淨，晒乾或烘乾，切成片，放入砂鍋，加水浸泡 30 分鐘，用小火煎煮 1 小時，去渣取汁。將芡實粉，與熟地黃、黃耆煎汁同放入鍋中，邊加熱邊攪拌成飲。停火後調入蜂乳，拌和均勻即成。早、晚 2 次分服。本方可防癌抗癌、補腎益氣，適用於多種癌症的輔助治療。

### 防癌抗癌、益氣養血

　　熟地黃、當歸各 10 公克，紅棗 5 枚。將上述 3 味藥材一起加入砂鍋內，加水適量，煎煮取汁。當茶飲用。本方可防癌抗癌、益氣養血，適用於多種癌症的輔助治療。

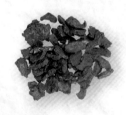

# 丹 參

**抗癌指數** ★★★☆☆

| | |
|---|---|
| **性味** | 性微寒，味苦。 |
| **歸經** | 歸心、肝經。 |
| **功效** | 祛瘀止痛、活血通經、清心除煩。 |
| **適宜人群** | 適用於肝癌、鼻咽癌、食道癌、腸癌、腦幹腫瘤患者。 |

## 防癌功效

　　丹參可抵制肝癌細胞生長，誘導癌細胞分化，臨床用於慢性 B 肝、肝硬化等病症。現代藥理研究發現，丹參水煎劑對白老鼠的多種肝病模型具有明顯減輕急性、慢性肝損傷動物血清轉胺酶的活力，降低急性肝損傷時肝組織內三酸甘油脂的含量，並有促進肝細胞再生的功能。

### 消癌吃法

　　臨床治療發現，取丹參、莪朮、三棱各 9 公克，皂角刺 3 公克，用水煎服，可以治療腹腔癌症。在治療轉移性肝癌時，常用赤芍、白芍各 6 公克，丹參 30 公克，桃仁泥 12 公克，當歸、紅花、地鱉蟲（土元）各 9 公克，廣木香 5 公克，以水煎服，每日 1 劑。

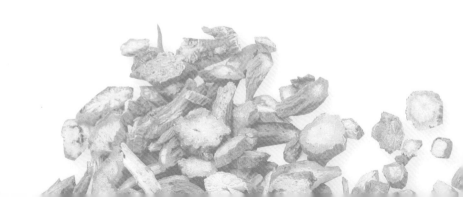

## 食療權威的雙效飲食對策

### 防癌抗癌、活血化瘀

丹參 30 公克，蜂蜜 20 公克。將丹參洗淨，入鍋，加適量水，煎煮 30 分鐘，去渣取汁，待湯汁轉溫後加入蜂蜜，攪勻即可。當茶飲用，早、晚 2 次分飲。本方可防癌抗癌、活血化瘀，適用於肝癌等病的輔助治療。

### 防癌抗癌、活血化瘀

丹參 30 公克，生山楂 50 公克，白米 100 公克，白糖適量。將丹參、生山楂洗淨，切片，同入鍋中，加適量水，煎煮取汁。將白米洗淨，放入鍋中，加入煎煮汁液及適量水，用大火煮沸，改用小火煮 30 分鐘，加白糖拌勻即可。本方可防癌抗癌、活血化瘀，增加人體血清白蛋白。適用於多種癌症的輔助治療。

### 防癌抗癌、行氣活血

丹參 10 公克，綠茶 3 公克。丹參洗淨，晒乾或烘乾，切成片，或研成粉末，與綠茶混合均勻，放入杯中，用沸水沖泡，加蓋燜 10 分鐘，即可飲用。當茶飲用，可沖泡 3～5 次。本方可防癌抗癌、行氣活血、通絡，適用於多種癌症的輔助治療。

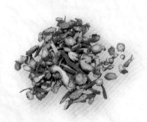

# 枸杞

抗癌指數 ★★★☆☆

| | |
|---|---|
| **性味** | 性平，味甘。 |
| **歸經** | 歸肝、腎經。 |
| **功效** | 滋補肝腎、益精明目。 |
| **適宜人群** | 適用於肝癌、子宮頸癌等癌症患者。 |

## 防癌功效

　　枸杞富含鍺成分，研究證實，鍺對癌症的治療作用在於可誘發人體產生干擾素，而干擾素能抑制癌細胞的生長並使之死亡。同時，鍺具有很強的氧化能力，具有從癌細胞中奪取氫離子的巨大能量，致使癌細胞失去氫離子而受到抑制，甚至死亡。此外，枸杞還能減輕化療的毒副作用，防止白血球減少，調節患者人體免疫功能。

## 消癌吃法

　　臨床常將枸杞用於肝腎陰虛、精血不足的 B 肝患者。現代藥理研究發現，枸杞水煎液有保護和改善肝功能，及預防脂肪肝的作用。

## 食療權威的雙效飲食對策

### 防癌抗癌、滋補肝腎

　　枸杞 30 公克，白木耳 2 朵，冰糖適量。將白木耳用水泡發，去根蒂；枸杞用水浸泡 3 分鐘；將白木耳、枸杞與冰糖一起入鍋，加適量水，用大火煮沸，改用小火煎熬約 1 小時，至白木耳熟爛即可。當點心食用。本方可防癌抗癌、滋補肝腎，適用於多種癌症的輔助治療。

### 防癌抗癌、滋陰降火

　　枸杞 15 公克，蓮子心 3 公克。將枸杞、蓮子心同入杯中，用沸水沖泡，加蓋燜 10 分鐘即成。當茶飲用，可沖泡 3 ～ 5 次。本方可防癌抗癌、滋陰降火，適用於多種癌症的輔助治療。

### 滋補肝腎、化瘀調脂

　　枸杞 30 公克，黑豆 50 公克，玉米 100 公克，山楂、黑糖各20 公克。將黑豆、山楂、枸杞分別洗淨，山楂去核切碎，將上述食材一起放入砂鍋，加適量水，浸泡 1 小時。待黑豆泡透，用大火煮沸，改用小火煮 1 小時，黑豆酥爛後，加黑糖拌勻即成。早、晚2 次分服。本方可滋補肝腎、化瘀調脂，適用於肝癌的輔助治療及調養。

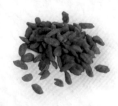

# 柴胡

抗癌指數 ★★☆☆☆

| | |
|---|---|
| **性味** | 性微寒，味苦。 |
| **歸經** | 歸肝、膽經。 |
| **功效** | 疏散退熱、舒肝、昇陽。 |
| **適宜人群** | 適用於肝癌、肺癌、胰腺癌等癌症患者。 |

## 抗癌實證

現代藥理研究發現，灌服柴胡萃取物中的柴胡皂素 D 對白老鼠艾氏腹水癌有抑制腫瘤生長作用，且能明顯延長動物的生存時間。柴胡有良好的護肝降酶功效，柴胡煎劑可治療四氯化碳所致的白老鼠肝損傷，可使肝細胞變性、壞死症狀明顯減輕，促使肝細胞大部分恢復或接近正常，血清丙胺酸轉胺酶活力顯著下降。

## 消癌吃法

臨床治療發現，柴胡 12 公克，黃芩、半夏、生薑各 9 公克，人參 6 公克，炙甘草 5 公克，紅棗 4 枚，用水煎服，可以治療肝癌。治療原發性肝癌時，可以用柴胡 35 公克，黃芩、清半夏各 20 公克，黨參 30 公克，生甘草 5 公克，腹水加龍葵 30 公克，以水煎分 4 次服。每日 1 劑，15 日為一療程服用。

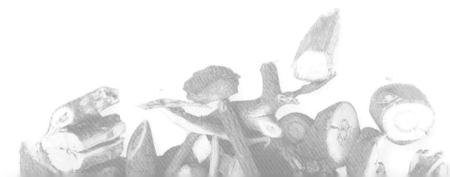

# 食療權威的雙效飲食對策

### 防癌抗癌、疏肝理氣

　　柴胡、枳殼各 10 公克，蜂蜜 20 公克。將柴胡、枳殼入鍋，加適量水，用小火煎煮 30 分鐘；去渣取汁，待溫後調入蜂蜜即成。當茶飲用，早、晚 2 次分飲。本方可防癌抗癌、疏肝理氣，適用於多種癌症的輔助治療。

### 防癌抗癌、疏肝理氣

　　柴胡 10 公克，青皮 6 公克，陳皮 12 公克，蜂蜜 30 公克。將柴胡、青皮、陳皮用冷水浸泡 20 分鐘後入鍋，加適量水，煎煮 30 分鐘；去渣取汁，待藥汁轉溫後調入蜂蜜即可。當茶飲用，上、下午分飲。本方可防癌抗癌、疏肝理氣，適用於多種癌症的輔助治療。

### 活血化瘀，增加血清白蛋白

　　柴胡 6 公克，川芎 10 公克，雞蛋 2 個，黑糖適量。將柴胡、川芎洗淨，與雞蛋一起放入鍋中，加適量水，先用大火煮沸，轉小火煮至蛋熟，去藥渣取汁，雞蛋去殼；將去殼雞蛋與藥汁同入鍋中，加入黑糖，再煮 10 分鐘即成。上、下午各吃雞蛋 1 個，同時喝湯。本方可活血化瘀，增加人體血清白蛋白，適用於多種癌症的輔助治療。

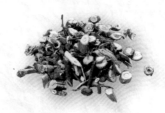

# 五味子

抗癌指數 ★★☆☆☆

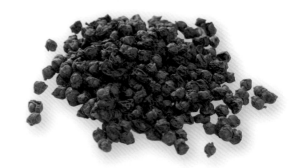

| | |
|---|---|
| **性味** | 性溫，味酸甘。 |
| **歸經** | 歸肺、胃、心經。 |
| **功效** | 斂肺滋腎、生津斂汗、澀精、止瀉、寧心安神。 |
| **適宜人群** | 適用於肝癌、肺癌、白血病等癌症患者。 |

## 抗癌實證

　　臨床常用五味子治療肝臟疾病。現代藥理研究發現，五味子對肝臟疾病患者的血清丙胺酸轉胺酶有明顯的降酶作用；對人子宮頸癌細胞 JTc-26 株的抑制率為 90％以上。五味子果實萃取物對白血病及體外培養的人鼻咽癌細胞有細胞毒作用，這證明了五味子可以抑制癌細胞的增殖和代謝。五味子對改善全身症狀，如食慾缺乏、乏力、失眠等效果明顯。

## 消癌吃法

　　臨床應用中，五味子、人參、冬蟲夏草各 6 公克，太子參、茯苓、黃耆各 15 公克，枸杞、白朮、黃精各 12 公克，杏仁、川貝母各 9 公克，甘草 3 公克，陳皮 8 公克，白花蛇舌草 20 公克，用水煎服，每日 1 劑。用以治療肺癌。

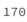

# 食療權威的雙效飲食對策

### 防癌抗癌、降酶護肝

　　五味子 10 公克，蜂蜜 20 公克。將五味子洗淨，入鍋，加水適量，煎煮 30 分鐘；去渣取汁，待藥汁轉溫後加入蜂蜜即可。本方可防癌抗癌、降酶護肝，適用於多種癌症的輔助治療。

### 防癌抗癌、滋補肝腎

　　五味子、枸杞各 5 公克。將五味子、枸杞一起放入茶杯中，沸水沖泡後即成。本方可防癌抗癌、滋補肝腎，適用於肝癌等病的輔助治療。

### 防癌抗癌、活血行氣

　　五味子 5 公克，桃仁粉 10 公克、白糖適量。將五味子揀去雜質，洗淨後入鍋，加水煎煮 30 分鐘，去渣取汁。將桃仁粉入鍋中，加五味子汁和適量水，大火煮沸後轉小火煨煮成稠飲，調入白糖即成。早、晚 2 次分服。本方可防癌抗癌、活血行氣，適用於肝癌等病的輔助治療。

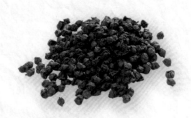

# 黃芩

抗癌指數 ★★☆☆☆

| | |
|---|---|
| **性味** | 性溫，味甘。 |
| **歸經** | 歸肺、脾經。 |
| **功效** | 補氣固表、養血斂陰、抗菌消炎。 |
| **適宜人群** | 適用於鼻咽癌、肺癌、食道癌、胃癌等癌症患者。 |

## 抗癌實證

現代藥理研究發現，黃芩具有保肝、解毒及利膽的功能；黃芩苷可抑制血清中天門冬胺酸轉胺酶和丙胺酸轉胺酶的升高。經過體內實驗證明，黃芩多醣可以增強免疫功能，從而達到抗癌的作用。黃芩多醣對癌性腹水淋巴細胞的活化有增效作用。

## 消癌吃法

抑菌實驗證明，蒸、煮過的黃芩對白喉桿菌、綠膿桿菌、溶血性鏈球菌、大腸桿菌等的抑制作用比生黃芩強。這是因為黃芩經蒸製或沸水煮後，酶的活性降低，黃芩苷類成分不被酶解，其抗菌消炎能力得到更好的保存。

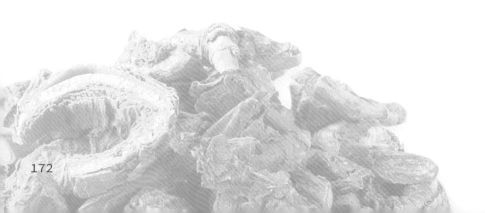

## 食療權威的雙效飲食對策

### 防癌抗癌、清熱化濕

黃芩 10 公克，金銀花 20 公克，蜂蜜適量。將金銀花、黃芩洗淨後入鍋，加適量水，用大火煮沸，改用小火煎煮 20 分鐘；去渣取汁，藥汁轉溫後加入蜂蜜，攪勻即成。早、晚 2 次分服。本方可防癌抗癌、清熱化濕，適用於多種癌症的輔助治療。

### 防癌抗癌、清瀉腸胃實熱

黃芩 10 公克，黃連 3 公克，蜂蜜適量。將黃芩、黃連洗淨後入鍋，加適量水，煎煮 10 分鐘；去渣取汁，等藥汁轉溫後調入蜂蜜即成。早、晚 2 次分服。本方可防癌抗癌、清瀉腸胃實熱，適用於多種癌症的輔助治療。

### 治療肝癌痛療效頗佳

黃芩、山柰、乳香、沒藥、大黃、薑黃、梔子、白芷各 20 公克，小茴香、公丁香、赤芍、木香、黃柏各 15 公克，蓖麻仁 20 粒。以上 14 味，共研細末，用雞蛋清調勻即可，外敷期門穴，6 小時換藥 1 次。用此法治療肝癌痛二十餘例，療效頗佳。

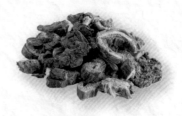

# 烏龜

抗癌指數 ★★☆☆☆

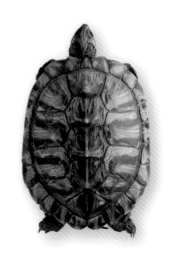

## 防癌功效

　　龜肉是營養價值很高的滋補品，含有蛋白質、脂肪、無機鹽等；龜板也有相當好的補益作用，其含有動物膠（或稱骨膠原、明膠）、脂肪、蛋白質、鈣、磷等營養物質。

　　龜板熬煮而成的龜板膠，其滋補力比龜板好，可止血補血，適用於多種癌症所致的貧血、身體虛弱等病症。

## 抗癌實證

實證 **1** 現代實驗研究發現，龜板膠能調節人體功能，激發人自身調節機制，增強人體自穩狀態，改善代謝狀況，提高免疫功能。

實證 **2** 近年來，中國有些科學研單位發現，龜板對腫瘤有一定的治療價值。這與中醫所認為的扶正祛邪、延年益壽功效是一致的。

### 消癌吃法

　　對免疫力低下的癌症患者來說，經常適量服食龜肉及其龜類製品，大有裨益。龜肉、龜板和龜板膠都具有滋陰養血的功能，腫瘤患者若因陰血不足出現諸如低熱、潮熱、咯血、便血、心煩、失眠、手足掌心熱、口乾咽燥、舌紅少苔等症狀，皆可食用烏龜。

## 食療權威的雙效飲食對策

### 防癌抗癌、益氣養陰

　　烏龜 1 隻（約 500 公克），糯米 150 公克，肉湯 500 毫升，鹽、蔥段、薑片、料酒各適量。將烏龜處理乾淨，放進沸水中燙一下，再撈入冷水中，刮去皮膜，漂洗乾淨，裝入盆內，加入料酒、蔥段、薑片、鹽，放入蒸鍋用大火蒸爛，揀去蔥、薑及龜骨，留下肉及湯。然後把淘淨的糯米入鍋加入肉湯，上火燒開後轉小火熬粥。待粥將熟時，倒進蒸爛的龜肉及湯，稍煮即成。佐餐食用。本方可防癌抗癌、益氣養陰，適用於多種癌症的輔助治療及氣陰兩虛型白血球減少症。

### 益氣抗癌、滋陰養血

　　烏龜 1 隻（約 500 公克），核桃仁、黃耆各 20 公克，料酒、薑絲、鹽各適量。將核桃仁洗淨後切碎；黃耆切成片；烏龜處理乾淨後，將甲殼敲碎，與核桃仁、黃耆片同入砂鍋，加水適量，先以大火煮沸，加料酒、薑、鹽，改用小火煲 1 ～ 2 小時即成。佐餐食用，吃龜肉、核桃仁、黃耆片，喝湯。本方可益氣抗癌、滋陰養血，適用於癌症患者重度虛弱或術後及放化療後白血球減少等病症。

# 不被癌細胞突襲的 2○○ 種飲食對策

# PART 5

# 西醫的
# 「抗癌三劍客」

# 放療 = 放射治療

　　放療就是放射治療，它是利用電離輻射治療惡性腫瘤的一種手段，俗稱電療。臨床上常用的放射治療方法有外照射、腔內照射、組織間照射和「代謝性」照射幾種。

　　癌症放射線治療，與手術治療一樣有很廣的適應範圍，在所有的癌症當中，大約有 70% 需要用放射療法。放療利用放射線直接或間接殺死癌細胞組織和器官保持原有的形態和功能。因此，癌症患者往往容易接受。

　　但是放射線對人體的傷害依然巨大，放療初期，多數患者不會明顯感到放療的副作用，2～3 個月後開始出現不適症狀，且可能由於灼傷組織的瘢痕無法自我修復，而持續進展，引起周邊未灼傷組織的相應反應。

　　許多醫學專家都認為放療是把雙刃劍，一旦控制不好，留下的後遺症和併發症對患者而言是致命的。所以治療時既要追求療效，還要注意對正常組織的保護。

　　一些科學家還提出，有些癌症患者在接受化療後，癌細胞反而加速擴散。歷史上，由於放射線而死或者致癌的例子有很多。對於放療副作用的防範，必須從第一時間開始，而且要積極服用中醫藥或食用新鮮蔬果等輔助手段來減輕放射治療帶來的副作用。

# 化療＝藥物治療

　　「化療」一詞專指針對各種腫瘤而使用特定的藥物所進行的治療。但實際上，化學治療是人類治療疾病最早開始使用、歷史最為悠久，也是最廣泛的治療。

　　感冒發燒時，常常會服用退燒藥、消炎藥，藥片中含有的就是常見的化學物質，如阿司匹靈。通常為人熟知的中西醫其所有口服、注射以及外用藥物都是化學物質。人常用的中藥，來自於動植物，但其療效，本質上也是來自於有機和無機化合物的共同作用。

　　因此，所有口服、注射和外用的藥物治療，都是使用化學物質進行的治療，也就是化療。所以說「化療」和「藥物治療」其實是同義詞。

　　在癌症治療過程中，化療主要是指利用化學藥物阻止癌細胞的增殖、浸潤、轉移，直至最終殺滅癌細胞的一種治療方式，它是一種全身性的治療手段。

化學藥物透過破壞腫瘤細胞的 DNA 結構和功能，能夠抑制癌細胞的增殖。

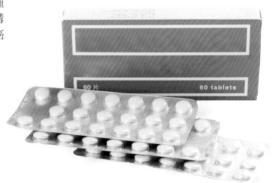

# 手術成功≠癌症治好了

　　癌症治療有其獨特的困難之處。如果得了別的疾病，手術的成功一般就意味著已經治癒，但如果得了癌症，手術的成功僅僅意味著治療的開始。化療、放療，或者別的治療就會輪番上陣，這都是癌症治療的正常程序。

　　那究竟怎樣才算是癌症被治好了呢？「捲土重來」是癌症慣用的伎倆。手術切除後，殘留癌細胞可能會潛伏在體內，癌組織會在 2 ～ 3 年內成長到可被檢查出來的大小，這就是所謂的「復發」。醫學界普遍採用「5 年存活率」這個概念。

　　如果患者經過治療後，5 年內若沒有發現可見的轉移或復發病灶，那麼醫生就會判斷「治好了」。但有時，醫生會將腎臟癌、攝護腺癌、甲狀腺癌、乳癌等癌症的觀察時間延長到 10 年以上，像乳癌，偶爾也會出現 20 ～ 30 年後才轉移或復發的情況。

　　癌細胞也會像動物一樣「冬眠」，而從「冬眠」中醒來的癌細胞會性格大變，惡化速度也會變得飛快。所以很多情況下，又必須以「10 年存活率」才能判斷一個患者到底有沒有被治好。所以在完成了一次成功的手術後，還需要在心理上做好準備，跟癌症展開「持久戰」。

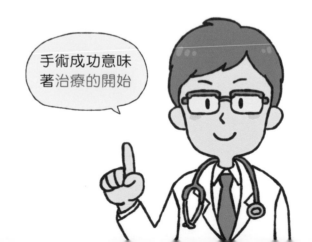

手術成功意味著治療的開始

# 罹患癌症是先放化療還是先手術？

　　不同的癌症，治療順序的選擇就不一樣。比如高度惡性的小細胞肺癌，早期就有可能出現遠處轉移，因而目前已不主張首選手術，而是全身化療。

　　一般情況下，早期患者只要身體條件能承受，均應接受手術治療，透過手術完全切除腫瘤，達到臨床治癒，再輔以術後放化療，延長生存期。手術治療對於大多數惡性腫瘤來說，是一種最有效，也是最普遍運用的治療手段。

　　但對於中晚期患者，癌症已經廣泛轉移，或癌症浸潤固定，已經不能連同組織器官一起切除，或者癌症已屬晚期，全身情況很差，出現嚴重營養不良、貧血、胸腔積水等，並且在短期內不能矯正，或者癌症合併有嚴重的心、肺、肝、腎臟疾病，並引發傳染病，有高熱等情況，就不適宜手術，或短期內不宜進行手術治療。

　　此外，保存器官功能的保守治療方法越來越受到關注，是近年來醫學研究的重要方向。

　　在手術方案中首先採用化療加放療完全控制疾病，復發後再考慮挽救性手術治療。比如乳癌的治療，這種先採用化療再加功能保存性手術治療的方案，可產生較理想的生存和功能保留結果。

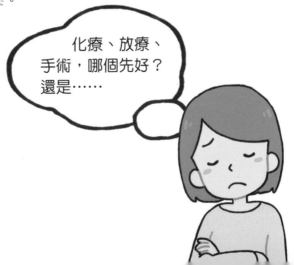

化療、放療、手術，哪個先好？還是……

# 「三劍客」的「雙刃劍」

在與癌細胞對抗的過程中，手術切割（外科手術治療）、放療燒死（放射治療）、化療毒死（內科抗癌化學藥物治療）是西醫治療癌症的三大基本方法。

癌症的手術治療，主要是指用手術方法切除腫瘤和被腫瘤浸潤累及的組織器官。手術治療對於大多數惡性腫瘤來說，是一種最有效的手段，對於已經確診的大多數早期實體性癌症患者來說，都應該積極創造條件，爭取及早手術切除腫瘤，才有可能獲得治癒。

但有些癌症的手術治療伴隨腫瘤的切除，患者患病部位的相關組織和器官的形態、功能會受到一定程度的損害。

癌症的放射治療，與手術治療一樣，有很廣泛的適應範圍，在所有的腫瘤當中，大約有 70% 需要放射療法。

利用放射線直接或間接殺死腫瘤細胞，在癌症沒有轉移的情況下，與其他措施相結合，能使人體組織和器官保持原有的形態和功能，因此這種治療方式更願意被患者接受，但是，放射治療也會帶來很多副作用，如全身乏力、食慾缺乏、噁心嘔吐、白血球減少等。

癌症是一種局部病變的全身性疾病，這一觀點已經越來越被大眾所接受。癌症化學藥物治療最大的特點，就在於它可以對癌症進行全身性的治療，隨著化學藥物在血液、淋巴系統中的運行，可對散布全身的癌細胞產生殺滅、抑制的作用。

所以化療對消滅轉移的癌細胞，消滅手術和放療以後殘存的癌細胞，有獨到的功效。到目前為止，全世界至少有 1 ／ 3 的腫瘤患者進行化療。

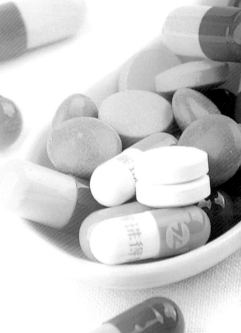

　　近幾十年來，常用的抗癌化學藥物已超過50多種。據目前估計有50％的癌症患者在其病程的不同階段需要用化療，有10多種惡性腫瘤主要依靠化療的方法治癒，化療與其他治療方法相配合，大大提高了癌症的治療效果。

　　化療「以毒攻毒」的治療方法也有嚴重的弊端，化學藥物對全身正常細胞也有不同程度的毒性，並涉及到人體各個系統。因為化療既能殺傷腫瘤細胞，也會損傷正常的組織和細胞，引起相應的毒副作用，如噁心、嘔吐、脫髮、肝、腎臟功能損害和骨髓抑制等。烷化劑和甲基苄肼（Procarbazine）還會引起男性不育症，男性乳房女性化等。

　　治療疾病的主要目的是消除不適，保存生命，並恢復患者的身體健康。消滅某種疾病是為了達到這些目的而採取的手段之一。如果錯把手段當成目的，不顧自身的承受能力，過度治療，其後果可想而知。

　　醫生對患者實行手術、放療或化療，目的是為了治癒患者；消滅癌症只是治癒患者的手段，但有些治療為了消滅癌症而把患者「本人」也一起殺傷了。因此當患者面對癌細胞這位危險的敵人時，一定要慎重選擇治療手段。

利刃劃傷痕，食物滿情懷

西醫在治療腫瘤的同時，也對身體帶來了很多副作用。隨著治療的進行，患者體質下降，並出現一系列身體的不適症狀，如食慾缺乏、噁心、嘔吐、腹瀉等。因為身體狀況，有些患者甚至沒有體力支撐完成整個治療過程，治療和康復都功虧一簣。

飲食營養是生命賴以生存的關鍵。飲食調理還可減輕藥物的毒副反應。不少藥物只有與血漿結合才能發揮作用，營養不良時血漿蛋白濃度下降，藥物濃度升高，毒副反應就增加，療效反而下降，因此改善飲食，增加營養是完成手術、化療、放療的前提之一。

食物療法可以提高人體的免疫功能，殺滅殘留的癌細胞，預防癌症的復發和轉移，提高生活品質。在運用西醫治療的同時，如果能配合正確的飲食，治療產生的副作用就能得到減輕。

食物療法，取材方便，製作簡便，安全有效。經臨床實踐觀察，食物療法對減輕或消除放療、化療的毒副反應，使患者繼續治療，增強治療效果的作用。

治療的效果往往與患者的體質強弱、營養狀況有明顯關係。患者家屬可以根據患者不同的症狀來選擇飲食。若患者無進食的要求，不必強求患者多進食，飲食則以清淡為主，進食流質或半流質，如稀飯、清湯、粥等，少量多餐。多食薏仁、山藥、百合、紅棗、生薑、白蘿蔔、陳皮等健脾開胃的食物。

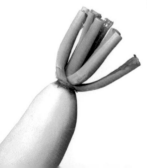
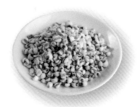
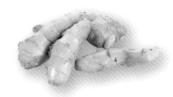

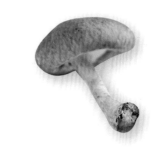

在食材的選擇上，注意選用重均衡助消化的食物，要讓患者食用少油少肉高膳食纖維的食品，多吃蔬菜、水果、五穀雜糧、豆類、海藻和蕈菇類等，均衡多元地攝取有益健康的食物。

化療會破壞味覺及嗅覺，使患者沒胃口，吃不下太多東西。患者最好將多元的營養打成溫熱的奶漿或濃湯分次飲用。比較適合患者食用的有高鈣黑芝麻豆漿、地瓜五穀米漿、各類全豆漿、南瓜濃湯、芋頭五穀鹹粥等，補充植物性蛋白質，並注意選用能夠補充膳食纖維和修補口腔潰瘍的食物。如果患者出現比較嚴重的食慾缺乏，可以讓他少量多餐，精心挑選餐與餐之間的點心，補充營養。

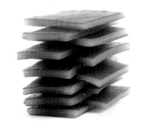

在調整飲食的同時，患者還要注意適當多補充水分。化療期間飲水量要比平時更多些，這樣能保證腎臟功能正常運轉和促進藥物代謝排泄，減少對人體的損傷。患者在發生嘔吐等反應時更應該及時補充水分。

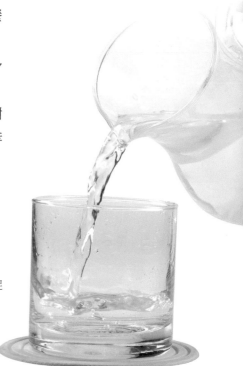

癌症患者多喝水，能促使殘留藥物排出體外。

# 不被癌細胞突襲的 200 種飲食對策

# PART 6

# 對症調養，減輕治療副作用

# 掉髮

化療藥物在殺傷癌細胞的同時也會損害人體的正常細胞。主導毛髮生長的毛囊細胞在人體中增生很活躍，所以很容易受到損傷。毛囊細胞受損後就容易引起脫髮。毛髮脫落會出現在身體任何部位，包括頭部、臉部、四肢、腋下和陰部等。

## 飲食宜忌

在化療期間配合服用一些養血、補氣、滋補肝腎的中藥，可以使脫髮症狀減輕，並對頭髮再生有幫助。黑豆、黑芝麻、菠菜、桑椹、芹菜、胡蘿蔔、核桃仁、松子、榛子、雞蛋等食物或含有豐富的維生素 B 群、維生素 E，或能補充卵磷脂、肌醇，有利新髮再生。

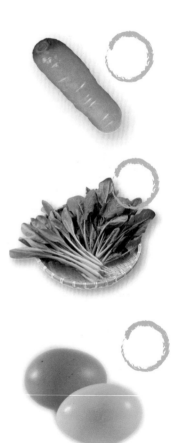

## 特別叮嚀

化療期間，患者不應使用有刺激性的香皂或洗髮膏，而應選擇溫和的洗髮液；洗頭時溫度不要太高，使用軟的梳子，不要怕梳頭，多梳頭可促進頭皮血循環，有利於頭髮再生。外出時使用防晒油，戴帽子、圍巾或假髮來避免頭髮受太陽照射，化療中如果脫髮太多，索性剃光，戴上假髮或帽子。

## 食療權威的緩解調養對策

### 滋補肝腎、化瘀調脂

黑豆 50 公克，玉米 100 公克，枸杞、山楂、黑糖各 20 公克。將玉米淘淨放入砂鍋，再將山楂、枸杞洗淨，山楂去核切碎，與洗淨的黑豆同入砂鍋，加足量水，浸泡 1 小時。待黑豆泡透，大火煮沸，改用小火煮 1 小時，待黑豆酥爛，加黑糖拌勻即成。每日 1 劑，早、晚 2 次分食。本方可滋補肝腎、化瘀調脂，因放化療而脫髮的癌症患者食用最佳。

### 養血祛風、滋補肝腎、防治脫髮

桑椹、百合各 30 公克，紅棗 10 枚，白米 100 公克。先將桑椹、紅棗、百合洗淨，加水煎取汁液，去渣後與淘淨的白米一起煮粥。每日 1 劑，連服 5 ～ 10 天。本方可養血祛風、滋補肝腎、防治脫髮，適用於因放化療而脫髮的癌症患者。

### 清熱化濕、健脾和中

白茯苓粉、山藥粉各 25 公克，紅豆 50 公克，紅棗 12 枚，白糖適量。將紅豆洗淨後，用水浸泡半日後，與水一起入鍋煮，豆熟爛後，加入紅棗、茯苓粉及山藥粉，煮至粥成，加白糖拌勻即可。每日 1 劑，早、晚 2 次分服。本方可清熱化濕、健脾和中，適用於因放化療而脫髮的癌症患者。

# 無食慾

「放療化療食欲差，好飯好菜難咽下，恨病吃飯應堅強，多吃多喝身不垮。」放化療會使人體消耗增多，而厭食的癌症患者因食量銳減，引起蛋白質、維生素和微量營養素攝入不足，如果不及時補充營養，體重會在短期內直線下降，促使人體免疫能力下降，嚴重影響生活品質和疾病的治療效果。

## 飲食宜忌

對於吃不下飯的患者，飲食要清淡，多吃蔬菜水果，忌食生冷、辛辣等刺激性食物。如果嘔吐很頻繁，可以用生白蘿蔔榨汁，再加幾滴生薑汁含咽，或者吃幾瓣糖蒜，也可以含幾片糖薑片或醬薑片，都能扶正健脾。改善食慾的食物有山楂、白扁豆、雞內金、大麥芽、柑橘、番茄、甘蔗、優酪乳等。

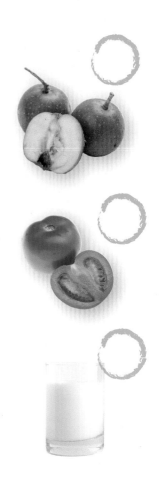

## 特別叮嚀

很多腫瘤患者一進入化療階段，食慾會立刻下降。此時，親戚朋友不要盲目給患者進補山珍海味。家人在精心準備食物的同時，盡可能給患者安排舒適、安靜的用餐環境，增加餐次，選擇患者喜歡的食物種類，以促進食慾。當患者嚴重缺乏食慾時，應為患者準備高蛋白、高營養的流質食物。

## 食療權威的緩解調養對策

### 促進食慾，止痛消瘀

　　糖漬山楂 50 公克，花椰菜 200 公克。將花椰菜擇洗乾淨，切成小朵，放入開水中燙一下，撈出，瀝乾水分，放於盤內。將糖漬山楂連汁一起澆在花椰菜上，拌勻即成。佐餐食用。山楂自古以來就是健脾開胃、消食化滯、活血化痰的良藥。本方可促進食慾，止痛消瘀，適用於晚期腫瘤或癌症放化療後食慾不佳、消化不良的患者服用。

### 益脾抗癌、溫中止嘔

　　優酪乳 250 毫升，鮮生薑 50 公克，蜂蜜適量。將鮮生薑洗淨，冷開水浸泡 30 分鐘，取出後連皮拍碎，入鍋加水適量，煎取濃汁100 毫升，兌入優酪乳中，用小火煮沸，調入蜂蜜，拌勻即成。可作茶飲，每日 1 劑，早、晚 2 次分服。優酪乳和蜂蜜均有潤腸通便之功效，配以生薑可益脾抗癌、溫中止嘔，非常適合癌症放化療後消化不良的患者服用。

### 生津消食

　　番茄 2 顆，鳳梨 2 塊（200 公克），蜂蜜適量。將番茄洗淨，去蒂，切塊，與鳳梨塊一起放入果汁機中，搾取果汁，去渣取汁，加蜂蜜拌勻即可。本方可生津消食，適用於放化療後食慾不佳、消化不良的癌症患者服用。

# 噁心、嘔吐

放療射線和抗癌藥物對腸胃道黏膜有直接的損害,如果患者出現噁心、嘔吐等症狀,會更加厭食。沒有足量的營養吸收,患者身體更加虛弱,進一步的治療無法繼續。患者的味覺會隨時改變,家人應配合患者的喜好來提供食物,充分尊重患者對食物的感覺。

## 飲食宜忌

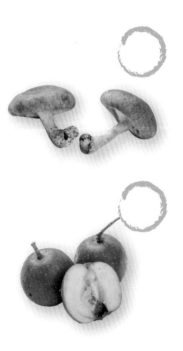

患者的主食應該以流質或半流質為主,比如五穀粥、麵條等,因為患者的胃口及食慾原本就不好,不可能在用餐時吃下太多食物,也不要喝太多的湯或飲料。多吃健脾開胃、促進消化的食物,如山楂、香菇、陳皮、白蘿蔔等。避免食用油膩或味道過重的食物,忌食生冷的蔬菜瓜果。患者食慾缺乏時,可適當飲用溫牛奶,牛奶所含糖類主要是乳糖,甜度只有蔗糖的 $1 / 6$,可促進腸胃蠕動和消化腺分泌。

## 特別叮嚀

患者吃東西時盡量放慢速度,避免因太大口而吞進空氣,從而引起脹氣、嘔吐。平時要注意口腔清潔,用餐時,用餐的環境應輕鬆愉快,可以播放一些輕鬆的音樂。食物的溫度通常保持在室溫左右,則不易引起噁心的感覺,若剛起床時噁心加劇,不要過多食用液體食物。不要等到有飢餓感時才用餐,因為飢餓過度會加重噁心的感覺。

## 食療權威的緩解調養對策

### 益氣補虛、行氣健脾

水發香菇 25 公克，陳皮 10 公克，紅棗 10 枚，牛奶 200 毫升。將香菇用溫水泡發，洗淨切碎，與洗淨的紅棗、陳皮同入砂鍋，加水煎煮 30 分鐘，收取濃汁，與牛奶拌勻即成。每日 1 劑，早、晚 2 次分服。本方可益氣補虛、行氣健脾，適用於晚期腫瘤或癌症放化療後出現噁心、嘔吐的患者。

### 清熱除煩、理氣消食

青蘿蔔 300 公克，豬瘦肉 200 公克，陳皮 10 公克，鹽適量。將青蘿蔔洗淨後切成塊。砂鍋加入適量水，先用大火煮沸，然後放入以上原料，改用中火燉 2 小時左右，加鹽調味即成。佐餐食用。本方可清熱除煩、理氣消食，適合放化療後出現噁心、嘔吐的患者服用。

### 理氣健脾、潤腸通便

柳橙 2 個，蓮子 20 公克，白糖、食用澱粉各適量。將蓮子洗淨，用冷水浸泡 3 小時。將柳橙洗淨，去皮，掰成小瓣，與蓮子一起裝入碗內，用蒸鍋煮熟後取出。砂鍋加水後煮沸，加白糖再沸後以食用澱粉勾芡，放入蒸熟的蓮子和橙瓣，攪拌均勻，裝盤即成。當點心食用。本方可理氣健脾、潤腸通便，能緩解放化療後癌症患者出現的食慾缺乏、噁心、嘔吐等症狀。

# 腹瀉

腹瀉是某些癌症患者接受放射治療或是某些藥物治療時常出現的不良反應。腹瀉時，由於腸道蠕動太快，食物及水分快速排出體外，導致人體無法從飲食中獲得足夠的營養、水分及電解質，而使患者更加虛弱，無法對抗癌症。

## 飲食宜忌

由於膳食纖維會加速腸道的蠕動，當患者出現腹瀉症狀時應減少對膳食纖維的攝取。選擇主食以低脂少渣、細軟易消化的半流質食物為主，如白米粥、藕粉等，避免吃糙米、全麥麵包，高纖維餅乾等食物。各種乳製品以及未加工的豆類食品最好暫停食用。太油膩的食物也會加重腹瀉的症狀，所以盡量要吃清淡的食物。胡蘿蔔所含的果膠能促使大便成形，吸附腸黏膜上的細菌和毒素，是一種良好的止瀉食物。

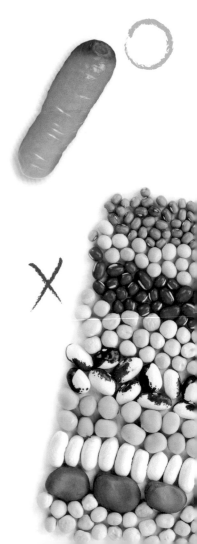

## 特別叮嚀

家人在準備食物時，為了減輕腹瀉的症狀，烹調方式最好採用水煮、清蒸、燉、燜等方式。由於腹瀉很容易造成身體脫水，因此患者須適當補充水分，每天最好喝幾杯溫開水，如有需要，可適當飲用鹽開水，避免飲用咖啡、濃茶等飲料。

## 食療權威的緩解調養對策

### 滋養腎氣、和中健脾、除熱止瀉

玉米、白米各 50 公克。玉米、白米淘淨，放入蒸鍋，加水，用大火蒸約 40 分鐘即可出籠。分成 2 份，當主食食用。本方可滋養腎氣、和中健脾、除熱止瀉，適用於癌症放化療後出現嘔吐、腹瀉的患者。

### 消腫抗炎，健脾止瀉

水發海帶 100 公克，澱粉 200 公克，鹽適量。將海帶泡發後，洗淨，切成小段，與澱粉混合，用冷開水在碗內調勻，置於隔水蒸鍋上，一邊加熱，一邊不斷攪拌，澱粉成糊狀後，加鹽拌勻即成。每日 2 次，每次 30 公克，溫熱服食。本方可消腫抗炎，健脾止瀉，適用於癌症放化療後出現嘔吐、腹瀉的患者。

### 健脾止瀉、提高免疫力

新鮮平菇、胡蘿蔔各 50 公克，豬瘦肉 30 公克，白米 200 公克，蔥花、鹽各適量。將白米淘洗後，將胡蘿蔔、平菇、豬瘦肉分別洗淨切絲，一併放入鍋內，加鹽，用中火煮沸，轉小火熬至粥稠，撒上蔥花即可。當主食食用。本方可健脾止瀉、提高免疫力，適用於改善腫瘤患者在放化療後出現的腹瀉症狀。

# 便祕

癌症患者由於體力下降，時常臥床不動，放化療又很容易引起氣虛及陰虛血虧而導致便祕。引起便祕的藥物主要包括鎮痛藥、化療藥和止吐藥。使用鴉片類止痛藥物的患者便祕發生率接近 100%，具有自主神經毒性的化療藥物均可引起便祕，甚至麻痹性腸梗阻，最常見藥物為長春鹼類。

## 飲食宜忌

當患者遇到便祕這項問題時，如果患者的咀嚼或者吞嚥功能正常的話，可以多攝取一些膳食纖維含量較高的食物。以糙米取代精米，並在米飯中增加一些麥麩等來增加膳食纖維。同時多吃一些豆類食品和芹菜等膳食纖維含量較高的食材，地瓜為高膳食纖維食物，能刺激腸管蠕動，山藥也有補脾健胃、助消化的功效。

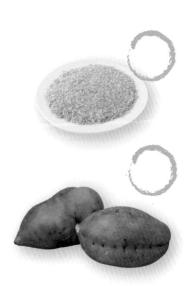

### 特別叮嚀

長期的病痛折磨和精神壓力也會使患者的食慾降低，如果食物精細、缺少膳食纖維，正常的腸胃蠕動和吸收功能就會受到抑制。所以在患者就餐時播放一些輕鬆的音樂，放鬆心情，以促進食物消化。患者平時注意補充水分，還可以根據個人喜好，飲用酸梅汁等有輕瀉功能的飲料，還要養成每天固定時間排便的習慣，就算沒有便意也可在固定時間去一下洗手間，刺激腸道蠕動。

## 食療權威的緩解調養對策

### 養陰補虛

　　地瓜粉 100 公克，山藥 150 公克，紅棗 5 枚，黑糖適量。將地瓜粉加水調成糊，備用。山藥洗淨，去皮，切片，與冷水泡發的紅棗（去核）一起入鍋，加水適量，小火煨煮至黏稠狀，調入地瓜粉糊，邊攪邊調，加黑糖後繼續煨煮片刻成羹即可。每日 1 劑，早、晚 2 次分食。本方可養陰補虛，適用於癌症便祕患者。

### 益氣養血、潤腸通便

　　核桃粉、黑芝麻粉各 30 公克，牛奶、豆漿各 150 毫升。將牛奶和豆漿分別倒入鍋內，再倒入核桃粉和黑芝麻粉，慢慢攪勻後加熱，煮沸後加入少許白糖即成。每日 1 劑，早、晚各飲 1 杯。芝麻和核桃均有祛風潤腸、強健身體之功效。本方可益氣養血、潤腸通便，適合癌症便祕患者服用。

### 防癌抗癌、生津開胃

　　鮮草莓 500 公克，白糖適量。將鮮草莓擇洗乾淨，放入容器內搗汁；加白糖拌勻即成。上、下午分飲。本方可防癌抗癌、生津開胃，適合癌症便祕患者服用。

# 白血球下降

白血球數量正常、功能健全是維持身體抵抗力的重要保證。化療常常會引起白血球下降。當白血球下降時，患者常常會出現疲乏、頭暈、虛弱、食欲缺乏、低熱、慢性腹瀉、口腔潰瘍等症狀，患者的抵抗力就會減弱，容易感染細菌和病毒，一些慢性炎症病灶也容易出現急性發作。

## 飲食宜忌

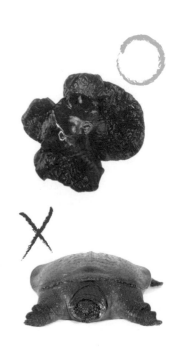

患者在沒有進食障礙的前提下適當多吃高蛋白食物，肉、蛋、魚、奶以及豆類食品。但患者在補充營養時，一定要注意適可而止。癌症在侵蝕人體的過程中，嚴重破壞了人體各個器官的功能，使患者的消化能力變弱。鱉、海參等不易消化的大補之物，不僅不易被吸收，而且會加重患者的腸胃負擔，進一步加重患者的厭食，要慎食。黑木耳有補氣健中、提升白血球的功效；烏鱧含有豐富的蛋白質、鈣、磷、鐵、維生素等，能提高人體的抗病毒能力。

## 特別叮嚀

患者要注意減少出入公共場所的次數，居室保持空氣流通，注意防寒保暖。平時要注意餐前餐後洗手、漱口，並且保持手術傷口乾潔。

## 食療權威的緩解調養對策

### 緩解治療期間出現的白血球減少症狀

豆皮 3 張，水發黑木耳 100 公克，食用澱粉、鹽、薑絲、蒜末各適量。將豆皮洗淨切成片。木耳擇洗淨，撕成片。油鍋燒熱，放薑絲、蒜末熗鍋，熗出香味後，放豆皮、木耳煸炒幾下，加水和鹽，再沸後以食用澱粉勾芡，出鍋裝盤即成。佐餐食用。本方可緩解癌症患者在放化療期間出現的白血球減少症狀。

### 補中益氣

烏鱧肉、白米各 100 公克，蔥花、薑末、蒜蓉、料酒、鹽、香油各適量。將白米淘淨，烏鱧肉用清水洗淨，切成小丁。煮鍋內放入白米、烏鱧肉，加水適量，用大火燒開，去掉浮沫，加入料酒、鹽煮粥，待粥快煮好時，調入蔥花、薑末、蒜蓉、香油，稍煮片刻，起鍋即成。佐餐食用。本方可補中益氣，適用於放化療期間白血球下降的患者。

### 補氣養血、強體抗癌

水發猴頭菇 100 公克，嫩雞肉 250 公克，紅棗 10 枚，鹽、薑片、料酒各適量。將猴頭菇泡發洗淨，切成小片。雞肉剁成小塊，煸炒後倒入砂鍋，加紅棗、薑片、料酒，小火煨燉 1 小時，加猴頭菇片。煮熟後加鹽調味即成。佐餐食用。本方可補氣養血、強體抗癌，適用於放化療期間白血球下降的患者。

# 傷津、局部乾燥

放療常常會損害人體津液，尤其是頭頸部或胸部腫瘤的患者，放射線會損傷唾液腺及黏膜，所以患者在化療中時常會出現發熱、口乾、口腔潰瘍、大便乾結、尿黃、舌頭發紅、沒有舌苔等熱毒傷陰、津液損耗的上火表現。

## 飲食宜忌

患者應忌食辛辣及油炸的食物，多吃新鮮蔬菜、水果等維生素含量較高的食品。避免食用熱性食物，如羊肉，及辣椒、桂皮、八角、芥末等。放療還會導致黏膜受損，對這類食物敏感性增強，所以薑蒜等刺激性的食物也不應食用。百合與梨都有清心潤肺的功效，蜂蜜也能清咽利喉，食用後對抑制咽喉腫痛有很大的幫助。

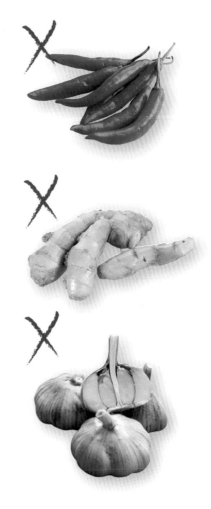

## 特別叮嚀

家人在烹調食物時盡量以燉、燜、煮、蒸的方式，並多放些水，使食物軟化並且含水量較多。主食可以用粥等來代替乾飯，但是粥也不能煮得太稀，以免胃部空間被大量水分占據，而容不下其他食物。

一般情況下，患者家中還可以使用加濕器，保持室內相對濕度在 60％ 左右，同時注意避免風寒，以免感冒。

# 食療權威的緩解調養對策

## 緩解發熱、口乾、口腔潰瘍等不適感

百合 60 公克，梨 200 公克，蜂蜜 50 毫升，冰糖 30 公克，食用澱粉適量。將百合沖洗乾淨，放入碗內加蜂蜜拌勻，用蒸鍋蒸熟取出備用。白梨去皮和核，切成橘瓣狀。砂鍋內加水和冰糖，將冰糖煮化，再加入白梨和蒸好的百合，開鍋後以食用澱粉勾芡即成。隨意服食。本方能緩解放化療給患者帶來的發熱、口乾、口腔潰瘍等不適感。

## 滋陰健脾

蓮子 200 公克，白米 100 公克，白木耳 40 公克，冰糖適量。將蓮子洗淨，用冷水泡 3 小時。白木耳用溫水泡發後，洗淨、去蒂。將白米淘洗乾淨，加入適量水熬煮成粥。再將白木耳、蓮子、冰糖一起放入粥鍋內，用小火略煮即成。當點心食用。本方可滋陰健脾，適用於癌症放化療期間出現的各種局部乾燥症狀。

## 消積化食、生津止渴

荸薺、胡蘿蔔各 100 公克，冰糖 30 公克，甘蔗片 50 公克。將荸薺削皮洗淨，切片；甘蔗、胡蘿蔔分別削皮，切厚片。將荸薺片、胡蘿蔔片和甘蔗片一起放入鍋內，倒入適量水，放冰糖，用大火燒開後，改用中火煮 1 小時。待涼後當飲料飲用。本方可消積化食、生津止渴，適用於放化療期間癌症患者出現的各種局部乾燥症狀。

# 嚴重貧血

化療過程中使用的藥物常常會抑制骨髓造血，紅血球、白血球及血小板隨之減少，加上放化療引起的噁心、嘔吐及食欲缺乏，患者容易出現營養不良，達到一定程度還會加劇患者的貧血症狀。貧血會使患者感到氣短、虛弱、眩暈、眼花和明顯的乏力等。

## 飲食宜忌

在飲食上，患者要注意補充含有維生素 $B_{12}$ 的食物，維生素 $B_{12}$ 是合成 DNA 的主要輔酶，如果缺乏會使細胞分裂遲緩，造成貧血。除嬰幼兒、孕婦外，許多 50 歲以上的人都缺乏這種維生素。維生素 $B_{12}$ 缺乏會造成典型的貧血症狀，疲勞、神志不清、難以專心。維生素 $B_{12}$ 主要存在於動物食品中，包括肉類和乳製品，同時也要攝取維生素 C 和葉酸。紅棗、枸杞、黑木耳均是常用的補血佳品。

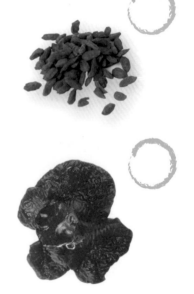

## 特別叮嚀

患者出現貧血症狀時，要更加注意休息，保證每天晚上的睡眠時間不少於 8 小時，白天也可以有 1～2 次的小睡。在出現嚴重貧血的情況下，患者應減少活動，日常起居要坦然地接受他人的幫助，本人只做最重要、最必需的事。患者於休息後，每一次起身時，都要緩慢站起，若站得過猛過快，可能造成頭暈眼花，尤其是從臥位準備站起的時候，應先在床沿上坐幾分鐘。

## 食療權威的緩解調養對策

### 補氣養血

雞塊 200 公克，水發黑木耳、胡蘿蔔、大白菜葉各 50 公克，蝦米 20 公克，精鹽、香油、薑末各適量。將雞塊、黑木耳、大白菜葉分別洗淨，切片；胡蘿蔔洗淨，切丁。砂鍋內放入雞塊、蝦米，加水煮開，投入胡蘿蔔丁、黑木耳，煮熟後放入大白菜葉片，最後放鹽、薑末，淋上香油即可。佐餐食用。本方可補氣養血，適合癌症放化療後氣血不足的患者服用。

### 補血益氣、健脾暖胃

水發黑木耳 30 公克，紅棗、黑糖各 20 公克。以上 3 味加水煎湯服用。化療期間每日 1 劑，可連服 5 ～ 10 劑。本方可補血益氣、健脾暖胃，對於癌症貧血、血小板減少患者尤為適宜。

### 補血益氣、健脾暖胃

紅棗 20 枚，鮮南瓜 300 公克，黑糖、食用澱粉各適量。紅棗去核，南瓜削皮切塊，兩者一起放入鍋中，加水適量，等南瓜煮爛後調入黑糖，以食用澱粉勾芡即可。當點心食用。本方可補血益氣、健脾暖胃，對於癌症貧血、血小板減少患者尤為適宜。

# 免疫力低下

化療效果與患者體質的強弱、營養狀況有明顯的關係。化療以後，患者存在著不同程度的氣血不足、脾胃失調、肝腎虧損，面對患者出現的精神倦怠、四肢無力、食欲缺乏，家人應透過調整膳食，增進患者的食欲，增加患者營養，來提高患者的免疫力。

## 飲食宜忌

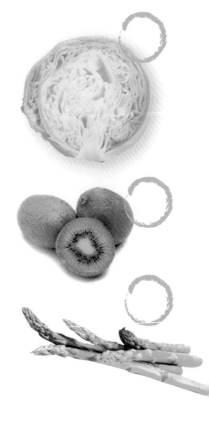

癌症患者接受化療後，要多吃一些有抗癌效果的食物，為了避免化療時出現腫瘤擴散現象，患者可多吃抗癌食物，如胡蘿蔔、山藥、高麗菜、大蒜、豆腐、蘆筍等。患者還應多吃水果，如奇異果、杏桃、蘋果等。

紅棗不僅含有山楂酸等多種抗癌成分，同時對化療引起的白血球降低、血小板減少有治療作用，因此癌症化療時期可以經常食用紅棗。同時，患者應注意適當增加蛋白質、碳水化合物的攝取，少食高脂肪、高膽固醇類的食物，可以選用鱔魚等高蛋白低脂肪的食物，避免吃醃、熏、炸、烤的食品。

## 特別叮嚀

免疫力下降的情況下，患者抵抗各種傳染病的能力也減弱。家人要做好餐具、居室的各項消毒工作。患者本人要注意個人整潔，勤洗澡，勤換衣，一般情況下，盡量不要去人口密集的公共場所。

## 食療權威的緩解調養對策

### 補中益氣、養血益肝

　　胡蘿蔔、豬肝各 150 公克，薑片、香油、鹽、食用澱粉各適量。將胡蘿蔔洗淨切片後加水煮熟。豬肝洗淨切成片，用適量食用澱粉拌攪，放入已煮沸的胡蘿蔔湯中，待豬肝熟時加薑片、鹽、香油調味即成。佐餐食用。本方可補中益氣、養血益肝，手術或化療後氣血不足、免疫功能低下者食用最佳。

### 扶正抗癌、益氣養陰

　　鮮蘆筍 50 公克，紅棗 15 枚，白米 100 公克。將鮮蘆筍洗淨，切碎；紅棗揀雜後洗淨，與淘淨的白米同入鍋內，加水適量，煨煮成稠粥。每日 1 劑，早、晚分 2 次溫服。本方可扶正抗癌、益氣養陰，適用於放化療期間出現氣血不足、脾胃失調的癌症患者食用。

### 養胃固腸、提高免疫力

　　栗子、山藥各 50 公克，熟雞蛋黃 1 個，玉米適量。栗子、山藥、玉米洗淨後一起入鍋，加水煮粥，臨熟時將熟雞蛋黃搗碎，調入粥中即成。空腹食用，每日 1 劑。本方可養胃固腸、提高人體免疫力，手術或化療後氣血不足、免疫功能低下者食用最佳。

# 胸悶、咳嗽

　　放化療之後，患者經常會出現胸悶、咳嗽等症狀，尤其是肺癌患者，肺部經足量照射後數月，會產生放射性肺纖維化。同時，隨著放化療的進行，患者的免疫能力下降，抗病毒能力也隨之下降，很容易受到外界呼吸道疾病的感染，出現咳嗽等症狀。

## 飲食宜忌

　　為了緩解咳嗽症狀，患者可以多吃一些新鮮水果及蔬菜。多食用蘋果、羅漢果、草莓、檸檬、葡萄、柳橙、奇異果、苦瓜、冬瓜、胡蘿蔔、花椰菜、番茄、菠菜、南瓜、大白菜等食物減輕咳嗽的症狀。避免吃生冷的食物，千萬不要飲用碳酸飲料。

## 特別叮嚀

　　患者的生活環境要保證一定的溫度，大約在 26℃較適宜，同時一定要保持室內通風，室內相對濕度保持在 65％左右。患者要養成良好的呼吸習慣，盡量用鼻子少用嘴呼吸。睡覺時最好採取側臥姿勢，在體力允許的情況下，盡可能下床走動，家屬也要細心觀察患者呼吸的次數及深淺情況，如出現嚴重呼吸困難，要立即供氧氣，並且注意患者的體溫變化狀況。

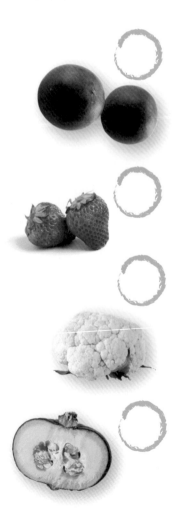

## 食療權威的緩解調養對策

### 清熱解毒、潤腸通便、止咳化痰

　　香蕉、橘子各 100 公克，蜂蜜 30 毫升。香蕉去皮並搗爛成泥，橘子洗淨搗爛取汁，將橘子汁混入香蕉泥中，再加入蜂蜜調勻即可。每日 2 次，連服數日。香蕉具有清熱解毒、潤腸通便、止咳化痰的功效，加入橘子汁後更加清香可口，本方適用於放化療後出現胸悶、咳嗽的患者食用。

### 潤肺生津、滋陰養胃

　　奇異果 100 公克，水發白木耳 50 公克，白糖適量。奇異果洗淨，去皮、切片；水發白木耳去雜，洗淨撕片放於鍋內，加水適量，煮至白木耳熟，加入奇異果片、白糖，拌勻即成。當點心食用。本方可潤肺生津、滋陰養胃，適用於癌症患者在放化療期間出現胸悶、咳嗽時食用。

### 生津止渴、清利咽喉

　　新鮮羅漢果 1 個，綠茶適量。將新鮮羅漢果果殼敲碎，取出果瓤，切成薄片放入茶杯中，加入綠茶，以沸水沖泡 10 分鐘飲用，每日 2 次。本方可生津止渴、清利咽喉，適用於放化療期間出現咽部不適、咳嗽的癌症患者。

# 吞嚥困難

有些頭頸部的腫瘤經過放療之後，患者都有吞咽困難的感覺，這是因為放射線損傷了唾液腺及黏膜所引起的。放療還可能引起遲發毒性，當患者出現了口乾、咽燥、乾嘔時，進食就會相對困難，這會使患者無法從食物中獲得足夠的熱量。

## 飲食宜忌

患者的飲食應以湯水較多、質地細軟、滋味清淡的食物為主。平時可以選用梨、葡萄、椰子汁、麥冬、百合等清熱化痰的食物緩解症狀。無論是正餐還是點心都盡量選擇質軟或已剁細的食物，並盡量以勾芡的方式來烹調食物，以增加食物的潤滑度，使患者能夠順利地將食物吞嚥下去。患者進食時，應供給患者湯汁或飲料以助患者吞嚥，若患者無法吞嚥固體或半固體食物，可以選擇高營養價值的流質食物，千萬不可因患者無法吞嚥而省略掉某一餐。

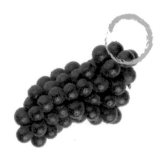

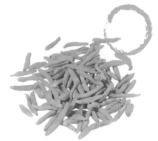

## 特別叮嚀

頭頸部腫瘤患者在放療時要注意口腔衛生，進食後及時漱口，不要有食物殘渣遺留，保持好口腔清潔，防止繼發感染。在放療時，除適當保護唾液腺以外，還可在醫生的指導下用針灸刺激唾液腺，使唾液分泌增加。

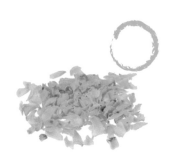

## 食療權威的緩解調養對策

### 補虛健脾、解渴生津

　　山藥 200 公克，紅棗 10 枚，椰子汁 100 毫升。將紅棗去核洗淨，入鍋煮熟後撈出，放入碗中。山藥洗淨後，切成段，放入蒸鍋蒸熟，取出後與紅棗一起搗爛成泥，倒入椰子汁拌勻即可。當點心食用。本方可補虛健脾、解渴生津，適用於放化療期間出現口乾咽燥的癌症患者。

### 潤肺利咽

　　無花果 200 公克，蘑菇 100 公克，鹽適量。將無花果切碎，蘑菇切條，一起放入鍋內，加鹽和水燉煮至爛熟即可。佐餐食用。無花果味甘，性平，具有潤肺利咽的作用。本方適用於放化療期間出現吞嚥困難的癌症患者食用。

### 滋陰潤肺、健脾和胃

　　葡萄乾、桑椹乾、薏仁各 15 公克，白米 100 公克，黑糖適量。將葡萄乾、桑椹乾、薏仁淘淨，一起入鍋，加水適量，用大火燒開後轉用小火熬煮成稀飯，調入黑糖即成。日服 1 劑，早、晚 2 次分食。本方可滋陰潤肺、健脾和胃，適用於放化療期間出現進食困難的癌症患者食用。

# 不被癌細胞突襲的 200 種飲食對策

# PART 7

# 不可不知的
# 15 大
# 癌症問題

# 哪些癌症能透過藥物治療？

　　癌症絕非「不治之症」。隨著癌症研究的深入和抗癌新藥的研製，有些癌症可以透過藥物達到一定程度的治癒。

　　例如惡性葡萄胎、絨毛膜上皮瘤、精原細胞瘤、造骨細胞瘤、何杰金氏淋巴瘤、伯基特氏淋巴瘤、急性淋巴性白血病（兒童患者）、瀰漫性細胞淋巴瘤、皮膚癌等。這些癌症以內科治療為主，因其對抗癌藥物過敏。此種癌症患者是藥物治療的主要對象。

 # 哪些腫瘤用藥物治療能延長生存期？

　　如果腫瘤細胞能對藥物治療達到中度敏感程度，就可以透過藥物治療緩解患者的病情並延長患者的生命。

　　這些腫瘤有急性白血病（成人）、乳癌、小細胞肺癌、慢性白血病、骨髓瘤、非何杰金氏症、卵巢癌、軟組織肉瘤、威爾姆氏腫瘤、神經母細胞瘤、尤文氏肉瘤、早期子宮頸癌和攝護腺癌等。對以上腫瘤，患者還以利用手術、放療、化療等手段進行綜合治療，這幾種治療手段如能合理地配合使用，一般能夠有較好的治療效果。

#  到底該選中醫還是西醫？

　　與癌症鬥爭的過程中，中西醫在各自的領域內都累積了豐富的經驗和知識，西醫治療癌症常用的方法有：手術治療、放射治療（放療）、抗癌化學藥物治療（化療）、免疫治療等，這些手段或是針對局部腫瘤或是針對全身，有較強的毒副作用。還有新興的免疫治療，旨在調整人體並提高免疫功能，只殺傷癌細胞，不損傷正常組織，人對其寄予極大的期望。

　　一直以來，多數人都以懷疑和悲觀的態度對待中醫治癌，主因是中醫相對缺少嚴格的臨床研究數據。但是這個潮流逐漸在逆轉，中醫治療癌症的方法正在被國際醫學界認可。中醫藥的治療是以調整人體功能狀態入手，長於整體觀念和辨證論治。因此，對於不同的腫瘤、不同的病期，中醫藥的治療原則是不同的。中醫藥治療主要用於配合手術的中醫藥治療，以及術前應用中藥可以改善某些臟器的功能，如肝功能、腎功能、心功能等。此外，還可在術後應用中藥幫助患者恢復體質，減輕術後的某些不良反應，如低熱、腹脹、食慾缺乏、大便不暢等。

　　術後長期應用中藥，可以提高免疫力，減少復發、轉移，提高遠期療效。腫瘤患者手術後，應盡可能抑制體內殘存的癌細胞，從而可能防止腫瘤復發、轉移。在癌症的治療過程中，必須辨證分析中西醫各自的優缺點，用中西醫結合的方式來治療癌症。

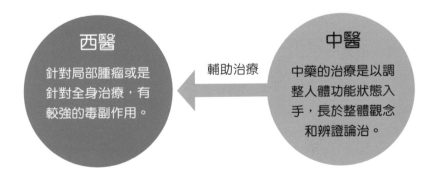

**化療掉頭髮還會長出來嗎？**

　　頭髮是從頭皮上的毛囊裡長出來的，化療對毛囊無永久性的影響，化療停止後毛囊會很快恢復生髮功能。化療結束後，經過 1 ～ 2 個月，頭髮會慢慢長出來，而且可能更黑，更有光澤，更密。化療引起的脫髮為暫時性，患者出現脫髮，不必驚恐。

　　為了美觀，化療期間可以戴帽子或假髮。不要用手搔抓頭皮，梳頭時動作輕柔些，洗頭時水不可太熱，避免用刺激性強的洗髮精等。頭髮盡量剪短，便於梳理和洗滌，也好清理床上、枕頭上的脫髮。此外，可應用中草藥，以促進頭髮的生長。臨床的中草藥劑可用百部 100 公克，陳醋 200 毫升，水 300 毫升煎煮，待水溫降到常溫時，用其洗頭，每日 1 次。

 **放化療患者該運動嗎？**

　　對於癌症患者的恢復而言，膳食、心理、運動，一個都不能少，放化療期間，患者不能長時間臥床不動，缺乏運動就會出現「越睡越疲勞」的狀況。活動之後的疲勞和倦怠病態的累是完全不同的，這是一種舒展和輕軟的累，有點像健康人士在長時間運動之後的感覺。患者可以根據自己的體能狀況選擇適合自己的運動方式。一般情況下，患者應選擇緩慢、柔和的運動方式，如散步、太極拳、甩手操等。

## 妻子罹癌可以懷孕嗎？

女性癌症患者若在治療期間懷孕，可能造成自身的內分泌改變，使體內荷爾蒙平衡失調，從而導致腫瘤的發展。大量臨床研究資料表明，懷孕期間癌症復發或轉移的機會增多。患者人體免疫力低下，白血球減少，所以容易合併各種感染，這對孕婦和胎兒的危害極大。

生殖細胞、胚胎和胎兒對放射線都很敏感，放療期間懷孕，精子、卵子、受精卵及胚胎均會因電離輻射的傷害而出現異常，所以不僅不能受孕，而且會使胚胎不正常，容易出現流產、早產或畸形兒的出生。

 ## 癌症者能自行哺乳嗎？那得過癌症且已治癒者呢？

臨床試驗證實，女性癌症患者在給孩子實施自行哺乳期間，常可見到腫瘤迅速增長、擴散，導致病情惡化。此時，果斷停止自行哺乳，對母嬰兩方都有好處。如果女性患者在懷孕以前已經將癌症治癒（有些癌症，如子宮頸癌、絨毛膜上皮癌、鼻咽癌、大腸癌等，倘若能早期發現，早期予以合理的綜合治療，是完全可以治癒的），依然可以自行哺乳。但患過癌症的女性，在哺乳期須密切注意身體變化，一旦發現了癌症，必須毫不猶豫地立即停止自行哺乳。

# 放化療對精子傷害大嗎？

　　精子形成的過程中，若受到任何放射治療和抗腫瘤藥物治療都會對精子造成損害。如果患者罹患的是男性生殖癌，如睪丸癌患者，放療可能對生殖腺、附屬性腺（攝護腺、精囊、尿道球腺）及輸精管造成損傷，嚴重影響睪丸生精過程，殺傷精子，嚴重時可能引起無精症。

　　化療藥物中，對男性性功能有影響的藥物以烷化劑和甲基苄肼（procarbazine）最為明顯。有人曾統計 74 例男性何杰金氏症患者，經化療後僅 4 例有精子再生現象，其他 70 例則無精子，說明化療會造成男性患者生殖細胞停止再生或生殖細胞退化。有很多男性患者透過冷藏精子來解決生育問題。

 # 放化療期間能有性生活嗎？

　　對於已婚的癌症患者來說，正常的性慾要求是自身生理功能獲得恢復的一種表現，沒有理由予以強性抑制。和諧的夫妻生活可以給患者增添生活樂趣，從而增強戰勝疾病的信心。但癌症患者在放療、化療過程期間應該停止性生活，因為性生活要消耗較多的體力和精力，不利於患者養精蓄銳，也不利於調動患者體內的免疫功能戰勝癌細胞。夫妻雙方應相互體諒，為了長久的幸福，把更多的精力放在治療上。

# Q10 癌症會不會遺傳？

　　癌症的本質關鍵在於 DNA 結構的突變，其間環境性致癌因子有著重要的作用，即細胞癌變中多數是後天形成的。但確實有少數癌症的發病有家族性傾向。有學者報導，約 30％的乳癌病例有遺傳傾向，某些消化道腫瘤（如胃癌、食道癌、肝癌）也具有遺傳性，家庭性大腸腺瘤病、多發性神經纖維瘤，著色性乾皮病等癌前病變也被認為有遺傳傾向。但癌症不是直接遺傳疾病，當家中有人罹癌時，千萬不要緊張，保持心情愉快，並改善飲食，因為有許多癌症看似遺傳，其實是因為家人有著相似的不良飲食習慣，改變不健康的飲食習慣才是抵抗癌症的根本。

# Q11 家有兒童癌症患者該如何護理？

　　孩子與成人相比，更加難以承受疾病帶來的痛苦和恐懼。家長要告訴孩子：與家人一起分享生命的痛苦是人生成長的內容之一。因為孩子的人生經驗不足，有時甚至無法表達自己的病痛感覺，家人一定要嚴密觀察孩子的體溫，注意孩子的休息，勤換洗衣服，保持皮膚的清潔衛生，勤剪指甲，保持口腔衛生，早、晚刷牙，飯後漱口。保證營養，及時補充蛋白質、維生素含量較高又易消化的食物。家人除了關心體貼孩子外，自己也要保持良好的心情，給孩子多講講幽默故事，聽聽兒歌，在家中營造良好的氛圍。

# Q12 什麼樣的居住環境對癌症患者有益？

清潔、整齊的居住環境往往能使患者心情轉好，有利於其體力的恢復、疾病的好轉。居室內應做到窗明几淨，東西放置整齊，並應定期消毒，多用濕布擦地，防止患者合併呼吸道傳染病。清掃時間盡量選擇在患者出門散步時。房間的溫度和濕度要適宜，可以用加濕器調節室內濕度。平時要注意室內通風，讓患者能夠獲得新鮮的氧氣。此外，其他人不要在室內吸菸。患者的居室要安靜，親朋探視盡量減少，以免嘈雜，影響患者的心情。有感染性疾病的人，盡量不要接觸患者，以免被傳染。居室內可以養些花、盆景，掛上一些字畫，讓患者怡情養性。

# Q13 家人怎麼幫助癌症患者度過抑鬱期？

放化療期間，患者往往身心疲憊，很容易精神抑鬱，也特別討厭別人打擾。很多癌症患者將自己關在房間裡，不和家人講話。醫學研究發現，白血球介素 -2（IL-2）是人體內的一種強力抗癌物，但當身體及精神受到壓迫時，它的分泌就會下降。如果人長期處在抑鬱狀態，白血球介素 -2 分泌就會減緩，這會使患者的治療效果也大打折扣。此時，家人要多給予患者心理安慰，組織下棋、釣魚等「靜中有動」的活動幫助患者娛樂身心。家人可以陪患者一起觀看溫馨的影集，鼓勵患者「哭出來」，適當宣洩心中的壓力。

##  放化療患者旅行時要注意什麼？

　　腫瘤患者經過放化療之後，病情雖然得以改善，但畢竟體能上與常人還存在一定差距。患者在放化療後不要立即出外旅行，一定要待放化療造成的人體損傷消失後再出發，一般需要半個月左右。旅行前做一些必要的檢查，如血液常規檢查、尿液常規檢查、肝功能等，各項檢查均正常才能出門。

　　出發時，患者盡量穿休閒、棉質、輕便的衣服，而且要隨時注意當地氣溫的變化，依氣溫隨時加減衣服。爬山時要選擇合腳、防滑、輕便的鞋，體力較差的請勿登山。患者家人一定要預先考慮好旅行目的地的衛生、飲食、居住、就醫條件。

##  放化療患者四季如何養生？

　　春季是呼吸道傳染病流行的季節，放化療患者盡量少去公共場所，出門注意保暖，尤其是易被忽略的背部保暖。

　　夏季是消化道疾病的多發季節，有癌症患者的家庭更要注意衛生保潔，注意防暑降溫，患者要勤洗澡，勤換洗衣服，著裝要寬鬆透氣。

　　秋季較乾燥，而放化療患者本身就多有陰虛，患者要多食用清潤養肺、益胃生津的食物。

　　冬季公共場所的通風差，患者最好不要去百貨商場 、電影院等地。冬至以後，陽氣逐漸回升，要抓住時機進行食補和藥補，扶正培本，增強體質。

# 不被癌細胞突襲的 200 種飲食對策（二版）

天然食材驚人活用術，謝英彪教授教你排毒活血、防癌抗癌，全面提升免疫力

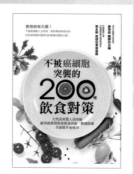

| | |
|---|---|
| 作　　者 | 謝英彪 |
| 發 行 人 | 林敬彬 |
| 主　　編 | 楊安瑜 |
| 編　　輯 | 黃谷光、王艾維、林子揚 |
| 內頁編排 | 王艾維 |
| 封面設計 | 高鍾琪 |
| 編輯協力 | 陳于雯・高家宏 |

出　　版　大都會文化事業有限公司
發　　行　大都會文化事業有限公司
　　　　　11051台北市信義區基隆路一段432號4樓之9
　　　　　讀者服務專線：（02）27235216
　　　　　讀者服務傳真：（02）27235220
　　　　　電子郵件信箱：metro@ms21.hinet.net
　　　　　網　　　　址：www.metrobook.com.tw

郵政劃撥　14050529　大都會文化事業有限公司
出版日期　2016年5月初版一刷・2022年04月二版一刷
定　　價　380元
I S B N　978-626-95794-1-9
書　　號　Health+181

Cover Photography: shutterstock/ 335628272; GraphicStock/ IMG_1544_8-1393.

Content Photography: All photos provided by Phoenix Science Press, except some from DENNIS INTERNATIONAL/ B041 (P. 83); IMAGEMORE/ a056005 (P. 115), a056009 (P. 208), A058006 (P. 208), A058007 (P. 208); fotolia/ 48601010 (P. 198); Daiju Azuma/ Brasenia schreberi (P. 66).

國家圖書館出版品預行編目（CIP）資料

不被癌細胞突襲的 200 種飲食對策：天然食材驚人活用術，謝英彪教授教你排毒活血、防癌抗癌，全面提升免疫力 / 謝英彪 主編 . -- 二版 . -- 臺北市：大都會文化，2022.04
224 面；17×23 公分

ISBN 978-626-95794-1-9（平裝）
1. 癌症 2. 健康飲食 3. 食療

417.8　　　　　　　　　　　　　　　　　　　　111004122

# 大都會文化　讀者服務卡

**書名：不被癌細胞突襲的200種飲食對策**
天然食材驚人活用術，謝英彪教授教你排毒活血、防癌抗癌，全面提升免疫力

謝謝您選擇了這本書！期待您的支持與建議，讓我們能有更多聯繫與互動的機會。

A. 您在何時購得本書：_____年_____月_____日

B. 您在何處購得本書：_____書店，位於_____(市、縣)

C. 您從哪裡得知本書的消息：

　1.□書店　2.□報章雜誌　3.□電台活動　4.□網路資訊

　5.□書籤宣傳品等　6.□親友介紹　7.□書評　8.□其他

D. 您購買本書的動機：（可複選）

　1.□對主題或內容感興趣　2.□工作需要　3.□生活需要

　4.□自我進修　5.□內容為流行熱門話題　6.□其他

E. 您最喜歡本書的：（可複選）

　1.□內容題材　2.□字體大小　3.□翻譯文筆　4.□封面　5.□編排方式　6.□其他

F. 您認為本書的封面：1.□非常出色　2.□普通　3.□毫不起眼　4.□其他

G. 您認為本書的編排：1.□非常出色　2.□普通　3.□毫不起眼　4.□其他

H. 您通常以哪些方式購書：(可複選)

　1.□逛書店　2.□書展　3.□劃撥郵購　4.□團體訂購　5.□網路購書　6.□其他

I. 您希望我們出版哪類書籍：（可複選）

　1.□旅遊　2.□流行文化　3.□生活休閒　4.□美容保養　5.□散文小品

　6.□科學新知　7.□藝術音樂　8.□致富理財　9.□工商企管　10.□科幻推理

　11.□史地類　12.□勵志傳記　13.□電影小說　14.□語言學習（_____語）

　15.□幽默諧趣　16.□其他

J. 您對本書（系）的建議：


K. 您對本出版社的建議：


## 讀者小檔案

姓名：_____　性別：□男　□女　生日：____年____月____日

年齡：□20歲以下　□21～30歲　□31～40歲　□41～50歲　□51歲以上

職業：1.□學生 2.□軍公教 3.□大眾傳播 4.□服務業 5.□金融業 6.□製造業

　　　7.□資訊業 8.□自由業 9.□家管 10.□退休 11.□其他

學歷：□國小或以下　□國中　□高中／高職　□大學／大專　□研究所以上

通訊地址：_____

電話：（H）_____　（O）_____　傳真：_____

行動電話：_____　E-Mail：_____

◎謝謝您購買本書，歡迎您上大都會文化網站（www.metrobook.com.tw）登錄會員，或
　至Facebook（www.facebook.com/metrobook2）為我們按個讚，您將不定期收到最新
　的圖書訊息與電子報。

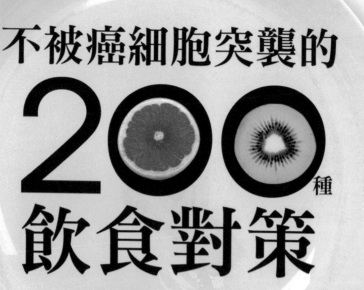

不被癌細胞突襲的

# 200種

## 飲食對策

天然食材驚人活用術
謝英彪教授教你排毒活血、防癌抗癌
全面提升免疫力

北區郵政管理局
登記證北台字第9125號
免　貼　郵　票

大都會文化事業有限公司
讀　者　服　務　部　　　收

11051台北市基隆路一段432號4樓之9

寄回這張服務卡〔免貼郵票〕
您可以：
◎不定期收到最新出版訊息
◎參加各項回饋優惠活動

98-04-43-04

郵　政　劃　撥　儲　金　存　款　單

收款帳號

**1 4 0 5 0 5 2 9**

金額（小寫）新台幣

億　仟萬　佰萬　拾萬　萬　仟　佰　拾　元

收款戶名　**大都會文化事業有限公司**

寄款人　□他人存款　□本戶存款

我要購買以下書籍

| 書　名 | 單　價 | 數　量 | 合　計 |
|--------|--------|--------|--------|
|        |        |        |        |
|        |        |        |        |
|        |        |        |        |
|        |        |        |        |
|        |        |        |        |

購書金額未滿 1,000 元，另加收 100 元國內掛號郵資或貨運專送運費。總計數量及金額：共 _____ 本，合計 _____ 元

通訊欄（限與本次存款有關事項）

姓名

地址　□□□ □□-□□

電話

主管：

經辦局收款戳

虛線內備供機器印錄用請勿填寫

◎寄款人請注意背面說明
◎本收據由電腦印錄請勿填寫

郵 政 劃 撥 儲 金 存 款 收 據

收款帳號戶名

存款金額

電腦紀錄

經辦局收款戳